Les auteurs respectifs détiennent tous les droits d'auteur qui ne sont pas détenus par l'éditeur.

Les informations contenues dans le présent document sont proposées à titre d'information uniquement, et sont universelles en tant que telles. La présentation des informations est sans contrat ni assurance de garantie d'aucune sorte.

Les marques commerciales qui sont utilisées le sont sans aucun consentement, et la publication de la marque est sans autorisation ou soutien de la part du propriétaire de la marque. Toutes les marques et marques déposées figurant dans ce livre ne sont utilisées qu'à des fins de clarification et sont la propriété de leurs détenteurs respectifs, qui ne sont pas affiliés à ce document.

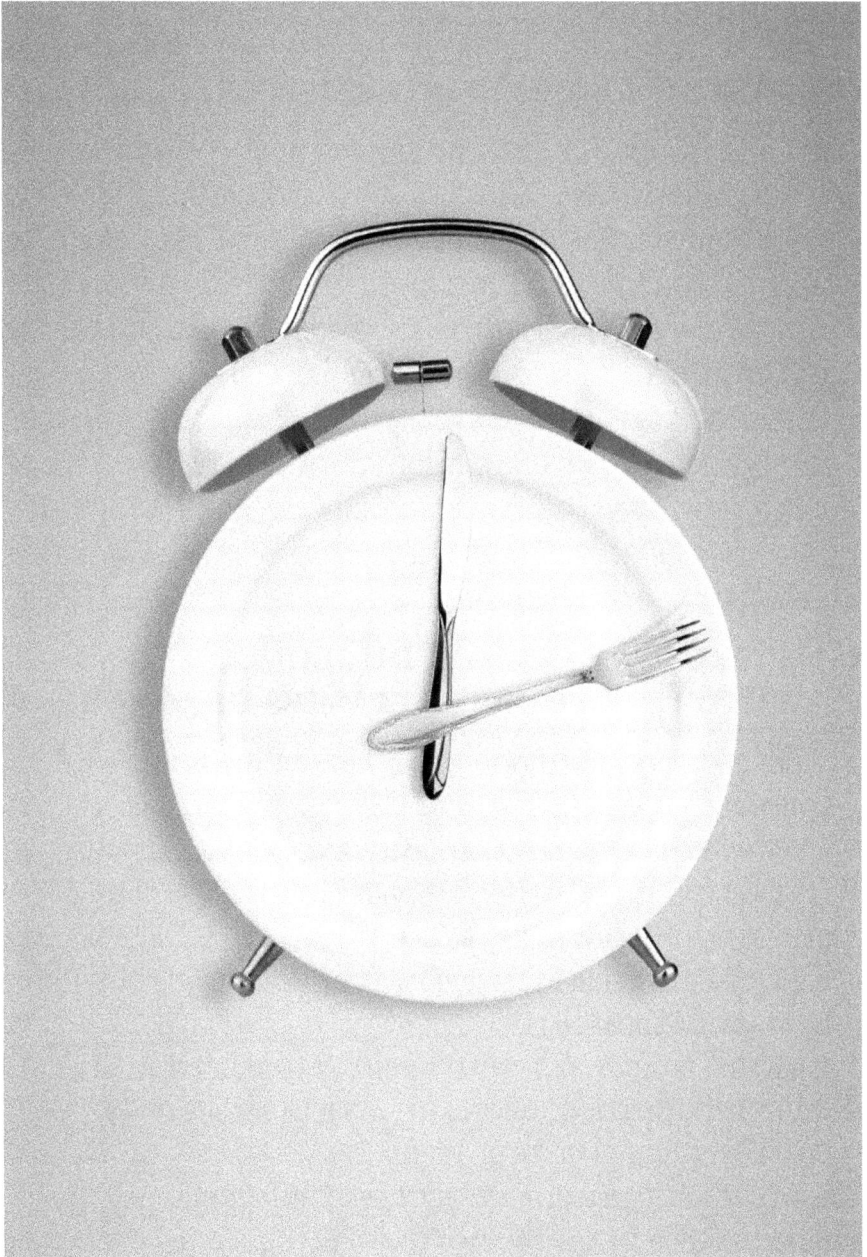

Table des matières

LE JEÛNE INTERMITTENT POUR LES FEMMES DE PLUS DE 50 ANS

Comment perdre du poids et brûler

Les graisses après la ménopause

Avec une méthode scientifique en

5 étapes sur le métabolisme et

Ralentir le vieillissement

Avec des stratégies faciles

Martine Leroy

Introduction

Le jeûne intermittent est l'un des phénomènes de santé et de bien-être les plus influents du monde actuel. Les gens l'utilisent pour perdre du poids, renforcer leur bien-être et faciliter leur vie.

Qu'est-ce que le jeûne intermittent ? Le jeûne intermittent est une forme d'alimentation qui alterne entre des périodes de jeûne et de repas. Il ne vous indique pas les aliments à consommer, mais plutôt les moments où vous pouvez les manger. En ce sens, il se définit plus volontiers comme un style d'alimentation que comme un régime au sens commun. Le jeûne régulier pendant 24 heures ou le jeûne de 16 heures deux fois par semaine sont deux pratiques populaires du jeûne intermittent.

Les humains pratiquent le jeûne depuis la nuit des temps. Les supermarchés, les réfrigérateurs et la nourriture disponible toute l'année n'étaient pas accessibles aux anciens chasseurs-cueilleurs. Ils ne trouvaient rien à consommer. Par conséquent, les humains se sont adaptés pour être capables de survivre pendant de longues périodes sans nourriture.

Le jeûne est observé depuis des milliers d'années. Il a été utilisé pour augmenter la concentration, prolonger la vie, réduire la maladie d'Alzheimer, prévenir la tolérance à l'insuline, et même inverser le phénomène du vieillissement.

L'JI peut être réalisé de plusieurs manières, mais elles consistent souvent à séparer la journée ou la semaine par des périodes d'alimentation et de jeûne.

Les méthodes ci-dessous sont les plus utilisées :

- **L'approche 16/8**. La procédure Gains maigres consiste également à sauter le petit-déjeuner et à réduire l'alimentation quotidienne à 8 heures, par exemple de 13 à 21 heures. Ensuite, vous vous nourrissez pendant 16 heures.

- **Manger-Stop-Manger** : Cela signifie jeûner pendant 24 heures une fois, voire deux fois par semaine, par exemple ne pas manger du dîner un jour au dîner le lendemain.

- **Le régime 5:2 :** Pendant deux jours non consécutifs de la semaine, vous ne consommez que 500 à 600 calories, puis vous mangez régulièrement pendant les cinq autres jours.

Ces stratégies peuvent vous aider à perdre du poids en réduisant votre consommation de calories, à condition que vous ne compensiez pas en consommant beaucoup plus pendant les heures de repas.

De nombreuses personnes trouvent que l'approche 16/8 est la plus facile, la plus durable et la plus rapide à adopter. C'est aussi la plus connue.

Les avantages du jeûne intermittent pour la santé sont dus à l'amélioration des niveaux d'hormones, de la structure cellulaire et de l'expression génétique.

Les niveaux d'hormone de croissance humaine augmentent tandis que les niveaux d'insuline diminuent lorsque vous jeûnez. Les cellules du corps modifient également l'expression des gènes et activent des processus critiques de réparation cellulaire. Le jeûne intermittent présente une longue liste d'avantages, de la réduction du poids à l'amélioration de la concentration mentale, dont beaucoup sont étayés par la science. Cette méthode d'alimentation est idéale pour certaines femmes, mais qu'en est-il de celles d'entre nous qui sont ménopausées ou post-ménopausées ?

Lorsqu'une femme atteint la quarantaine et la cinquantaine, ses hormones sexuelles commencent spontanément à diminuer lorsque les ovaires cessent de libérer de la progestérone et des œstrogènes, ce qui entraîne l'arrêt des menstruations. On parle de ménopause lorsqu'une femme n'a pas de règles pendant 12 mois d'affilée.

Après la ménopause, les femmes peuvent devenir moins réceptives à l'insuline et avoir des difficultés à consommer du sucre et des glucides transformés. Cette transition métabolique est connue sous le nom de résistance à l'insuline et s'accompagne fréquemment d'épuisement et de troubles du sommeil.

Heureusement, les gens peuvent utiliser le jeûne intermittent pour les aider à traverser les montagnes russes de la ménopause. Si vous ressentez de l'épuisement, une tolérance à l'insuline ou une prise de poids comme conséquence de la ménopause, vous pourriez vouloir tenter votre chance.

Le jeûne intermittent fonctionne sur tous les plans du calcul des calories. Il augmente le taux métabolique (calories dépensées), ce qui diminue la quantité de nourriture que vous consommez (réduit les calories).

Au cours des dernières décennies, le diabète de type 2 est devenu extrêmement répandu. L'élévation du taux de sucre dans le sang dans le sens d'une résistance à l'insuline en est la caractéristique la plus marquante.

Un produit qui réduit la tolérance à l'insuline et protège contre le diabète de type 2 peut contribuer à faire baisser la glycémie. On a constaté que le jeûne intermittent avait des effets bénéfiques importants sur la tolérance à l'insuline et entraînait une baisse significative de la glycémie. Il a été démontré que le jeûne intermittent réduit la glycémie à jeun de 3 à 6 % et l'insuline à jeun de 20 à 31 % lors d'essais sur l'homme.

Que faut-il manger lorsqu'on pratique le jeûne intermittent ? Il n'y a pas de spécifications ou de limitations quant au type d'aliments à consommer lorsqu'on pratique le jeûne intermittent. Cependant, il est peu probable que les bienfaits du jeûne intermittent accompagnent des repas de Big Mac réguliers.

Une alimentation équilibrée est un secret pour perdre du poids, conserver son niveau d'énergie et respecter son régime. Toute personne qui essaie de perdre du poids doit manger des aliments riches en nutriments comme les légumes, les fruits, les noix, les céréales complètes, les graines, les haricots, les protéines maigres et les produits laitiers.

Nos directives seront quelque peu similaires à celles des aliments. Nous prescrivons généralement, pour une meilleure santé, des aliments non transformés, riches en fibres et entiers, qui apportent saveur et qualité.

En d'autres termes, si vous consommez beaucoup d'aliments mentionnés dans ce livre, vous n'aurez pas faim pendant le jeûne.

En fin de compte, la bonne approche est quelque chose que vous pouvez gérer et maintenir dans le temps tout en ne causant pas d'effets néfastes sur la santé. Ce livre est un guide complet sur les stratégies de jeûne intermittent, sur les avantages de ces stratégies pour les femmes de plus de 50 ans et sur la manière dont elles mènent à un mode de vie sain.

Chapitre 1 : Le jeûne intermittent

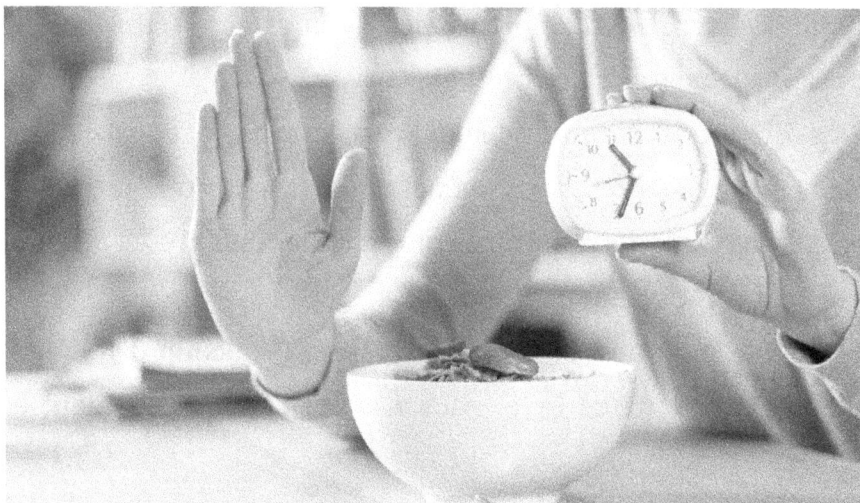

Le jeûne intermittent est l'un des phénomènes de santé et de bien-être les plus influents du monde actuel. Les gens l'utilisent pour perdre du poids, renforcer leur bien-être et faciliter leur vie. Plusieurs recherches ont montré qu'il avait des effets importants sur le cerveau et aidait à vivre plus longtemps.

Voici le guide complet du jeûne intermittent pour les débutants.

1.1 Qu'est-ce que le jeûne intermittent et comment fonctionne-t-il ?

Le jeûne intermittent est une forme d'alimentation qui alterne entre des périodes de jeûne et de repas.

Il ne vous indique pas les aliments à consommer, mais plutôt quand vous pouvez les consommer.

En ce sens, il s'agit plutôt d'un style d'alimentation que d'un régime au sens commun.

Le jeûne régulier pendant 24 heures ou le jeûne de 16 heures deux fois par semaine sont deux pratiques populaires du jeûne intermittent.

Les humains pratiquent le jeûne depuis la nuit des temps. Les supermarchés, les réfrigérateurs et la nourriture disponible toute l'année n'étaient pas accessibles aux anciens chasseurs-cueilleurs. Ils ne trouvaient rien à consommer.

En conséquence, les humains se sont adaptés pour pouvoir survivre pendant de longues périodes sans nourriture.

Le jeûne est, en effet, plus normal que la consommation régulière de 3-4 (ou plus) repas par jour.

Le jeûne est également observé dans le christianisme, l'islam, le bouddhisme et le judaïsme pour des raisons spirituelles ou religieuses.

1.2 Histoire de Fasting

Le jeûne est observé depuis des milliers d'années. Il a été utilisé pour augmenter la concentration, prolonger la vie, réduire la maladie d'Alzheimer, prévenir la tolérance à l'insuline, et même inverser le phénomène du vieillissement. Il y a beaucoup de choses à couvrir ici, nous allons donc ouvrir un nouveau segment intitulé "Jeûne".

A part ce qui a été négligé, il n'y a rien de différent - Marie Antoinette

Et le problème négligé de la perte de poids est : "Quand mangeons-nous ?" Nous ne négligeons pas le sujet de la fréquence d'une autre manière. Tomber d'un immeuble de 1 000 pieds nous détruirait presque certainement. Mais est-ce la même chose que de tomber 1000 fois d'un mur d'un mètre ? Certainement pas. Malgré cela, la distance totale parcourue est toujours de 1000 miles.

Dans une certaine mesure, tous les aliments augmentent le taux d'insuline. Manger les bons aliments vous aidera à éviter des taux élevés, mais ne vous aidera pas à les faire baisser. Bien que certains aliments soient plus sains que d'autres, tous les aliments augmentent le taux d'insuline. L'astuce pour éviter la résistance à l'insuline consiste à maintenir des taux d'insuline extrêmement bas au quotidien. Si tous les aliments augmentent le taux d'insuline, la seule option est l'abstinence totale et volontaire de régime alimentaire. En un mot, la solution que nous recherchons est le jeûne.

Jeûne

La solution à ce dilemme perplexe se trouve dans ce qui a été testé et éprouvé, et non dans le nouveau et meilleur modèle de régime. Nous devrions nous concentrer sur les anciens rituels médicinaux du passé plutôt que de chercher une cure de régime exotique et inédite. Le jeûne est l'un des plus anciens rituels de guérison connus de l'humanité. Presque toutes les sociétés et les religions du monde ont utilisé cette approche.

Lorsque le sujet du jeûne est abordé, tout le monde roule des yeux. Est-ce la famine ? Est-ce que c'est la solution ? Non, ce n'est pas vrai. Le jeûne est un phénomène totalement distinct. Le manque spontané de nourriture est connu sous le nom de famine. Elle n'est ni planifiée ni orchestrée. Les personnes affamées n'ont aucune idée de l'endroit ou du moment où leur prochaine nourriture apparaîtra. Le jeûne, quant à lui, est l'abstention volontaire de manger pour des raisons morales, nutritionnelles ou autres. C'est le contraste entre une tentative de suicide et le fait de mourir de vieillesse. Les deux mots ne peuvent jamais être utilisés de manière interchangeable. Le jeûne peut être réalisé en quelques heures ou en plusieurs mois. Le jeûne est, à certains égards, une fonction de l'existence quotidienne. La nourriture qui met fin au jeûne - qui est pratiqué chaque jour - est appelée "petit déjeuner".

Le jeûne est l'un des rituels de guérison les plus anciens et les plus couramment suivis au monde. Hippocrate de Cos (vers 460-c. 370 avant J.-C.) est généralement connu comme l'inventeur de la médecine moderne. Le jeûne et la consommation de vinaigre de cidre de pomme sont deux des remèdes qu'il préconisait et promouvait. Consommer pendant que vous êtes malade, c'est nourrir votre maladie, disait Hippocrate. Plutarque, un écrivain et auteur de la Grèce antique, a répété ces sentiments. "Plutôt que d'utiliser des médicaments, mieux vaut jeûner aujourd'hui", disait-il. Platon et son élève Aristote, tous deux philosophes de la Grèce antique, étaient des partisans enthousiastes du jeûne.

Les soins hospitaliers peuvent être observés dans la nature, selon les Grecs anciens. Lorsque les humains, comme les autres espèces, tombent malades, ils ne se nourrissent pas. Le jeûne lui vaut le surnom de "médecin intérieur". Lorsque les chiens, les chats et les adultes sont malades, cet "instinct" de jeûne les amène à devenir anorexiques. C'est un sentiment que presque tout le monde a connu. Prenez une minute pour vous rappeler la dernière fois que vous avez eu la grippe. Manger était peut-être la dernière chose à laquelle vous pensiez. Par conséquent, le jeûne semble être une impulsion humaine universelle en réponse à diverses maladies. Le jeûne est donc enraciné dans la société humaine et est aussi ancien que l'histoire elle-même.

Les Grecs de l'Antiquité pensaient que le jeûne améliorait les capacités cognitives. Pensez à la dernière fois que vous avez mangé un gros repas de Thanksgiving. Vous êtes-vous senti plus énergique et centré après ? Ou bien étiez-vous plutôt somnolent et un peu abruti ? C'est plus que certainement le cas. Pour faire face à l'énorme afflux de calories, le sang est redirigé vers votre tube digestif, laissant moins de sang pour le cerveau. L'effet final est un coma nutritionnel.

Certains géants de l'érudition ont souvent prôné le jeûne. "Le jeûne est le meilleur des remèdes", écrivait Philippe Paracelse, l'inventeur de la toxicologie et l'un des trois fondateurs de la médecine occidentale moderne (avec Hippocrate et Galien). "Le plus grand de tous les remèdes est le repos et le jeûne", a écrit Benjamin Franklin, l'un des pères fondateurs de l'Amérique et un homme connu pour sa grande perspicacité dans de nombreux domaines.

Le jeûne pour des raisons spirituelles est courant, et il fait partie de presque toutes les grandes religions de la planète. Bouddha, le prophète Mahomet et Jésus-Christ ont affirmé que le jeûne avait des capacités curatives. Dans la terminologie spirituelle, on parle souvent de lavage ou de purification, mais il s'agit essentiellement de la même chose. Le jeûne a émergé indépendamment de diverses confessions et traditions, non pas comme un rituel dangereux, mais comme quelque chose de profondément, profondément bénéfique pour le corps et l'esprit humain. Dans le bouddhisme, la nourriture n'est généralement consommée que le matin, et les adeptes jeûnent régulièrement de midi au lendemain matin.

En outre, de nombreux jeûnes de plusieurs jours, voire de plusieurs semaines, ne comportant que de l'eau peuvent être expérimentés.

Pendant le mois sacré du Ramadan, les musulmans jeûnent du lever au coucher du soleil. Chaque semaine, le lundi et le jeudi, le prophète Mahomet exhortait les citoyens à jeûner. Le ramadan est le cycle de jeûne qui a fait l'objet des recherches les plus approfondies. Les liquides sont également interdits, ce qui les distingue de nombreux autres jeûnes. Ils jeûnent et passent par une phase de déshydratation modérée en plus du jeûne. En outre, puisque l'alimentation est autorisée avant le lever et après le coucher du soleil, des recherches récentes montrent que l'apport calorique régulier augmente généralement pendant cette période. La consommation de nourriture avant l'aube et après le coucher du soleil semble contrecarrer certains de ces effets positifs.

Par conséquent, le jeûne est un concept qui a résisté à l'épreuve du temps. Le jeûne est efficace, selon les trois personnages les plus célèbres qui aient jamais existé. Croyez-vous que nous ne l'aurions pas découvert, disons 1000 ans plus tôt, si cette pratique était dangereuse ?

1.3 Stratégies de jeûne intermittent

L'JI peut être réalisé de plusieurs manières, mais elles consistent souvent à séparer la journée ou la semaine par des périodes d'alimentation et de jeûne.

Vous consommez très peu ou pas du tout pendant les périodes de jeûne.

Les méthodes ci-dessous sont les plus utilisées :

- **L'approche 16/8**. La procédure Gains maigres consiste également à sauter le petit-déjeuner et à réduire l'alimentation quotidienne à 8 heures, par exemple de 13 à 21 heures. Ensuite, vous vous nourrissez pendant 16 heures.

- **Manger-Stop-Manger** : Cela signifie jeûner pendant 24 heures une fois, voire deux fois par semaine, par exemple ne pas manger du dîner un jour au dîner le lendemain.

- **Le régime 5:2 :** Pendant deux jours non consécutifs de la semaine, vous ne consommez que 500 à 600 calories, puis vous mangez régulièrement pendant les cinq autres jours.

Ces stratégies peuvent vous aider à perdre du poids en réduisant votre consommation de calories, à condition que vous ne compensiez pas en consommant beaucoup plus pendant les heures de repas.

De nombreuses personnes trouvent que l'approche 16/8 est la plus facile, la plus durable et la plus rapide à adopter. C'est aussi la plus connue.

1.4 Comment la JI affecte vos hormones et vos cellules

Plusieurs incidents se produisent dans votre corps sur une base cellulaire et moléculaire lorsque vous jeûnez.

Pour rendre la graisse corporelle retenue plus accessible, le corps modifie les niveaux d'hormones, par exemple.

Les mécanismes de réparation essentiels et les modifications de l'expression génétique sont souvent initiés par vos cellules.

Lorsque vous jeûnez, votre corps subit les changements suivants :

- **Hormone de croissance humaine :** Les niveaux d'hormone de croissance augmentent, souvent jusqu'à être multipliés par 5. Cela présente un certain nombre d'avantages, notamment la perte de poids et la prise de muscle.

- **Insuline :** la tolérance à l'insuline augmente et le taux d'insuline diminue de manière significative. La baisse du taux d'insuline permet de libérer les graisses corporelles stockées.

- **Réparation cellulaire :** Lorsque vous jeûnez, vos cellules ont tendance à se réparer elles-mêmes.

L'autophagie est un mécanisme par lequel les cellules ingèrent et détruisent les protéines anciennes et endommagées qui se sont accumulées en leur sein.

- **L'expression des gènes :** Il existe des variations dans la régulation des gènes qui sont liées à la survie et à la résistance aux maladies.

Les avantages du jeûne intermittent pour la santé sont dus à l'amélioration des niveaux d'hormones, de la structure cellulaire et de l'expression génétique.

Les niveaux d'hormone de croissance humaine augmentent tandis que les niveaux d'insuline diminuent lorsque vous jeûnez. Les cellules du corps modifient également l'expression des gènes et activent des processus de réparation cellulaire essentiels.

1.5 Un outil très efficace pour perdre du poids

La raison la plus populaire pour laquelle les gens tentent le jeûne intermittent est de perdre du poids.

- Le jeûne intermittent réduit automatiquement la consommation de calories en vous obligeant à consommer moins de repas.

- Le jeûne intermittent modifie souvent les niveaux d'hormones, ce qui favorise la réduction du poids.

- Il augmente la production de norépinéphrine, l'hormone brûleuse de graisse, réduit l'insuline et augmente les niveaux d'hormone de croissance (noradrénaline).

- Le jeûne à court terme peut augmenter votre taux métabolique de 3,6 à 14 % en raison de ces changements hormonaux.

- Le jeûne intermittent induit une réduction du poids en modifiant tous les aspects du spectre calorique, en vous aidant à manger moins et à brûler davantage de calories.

- Des expériences ont montré que le jeûne intermittent est une technique de perte de poids très efficace.

- Ce mode d'alimentation entraîne une perte de poids de 3 à 8 % sur 3 à 24 semaines, selon un rapport d'analyse de 2014, ce qui est important par rapport à d'autres études sur la perte de poids.

- Selon le même rapport, les personnes ont perdu de 4 à 7 % de leur tour de taille, ce qui montre une perte substantielle de graisse abdominale malsaine qui s'accumule autour des organes et induit des maladies.

- Une autre analyse a montré que le jeûne intermittent entraînait moins de faiblesse musculaire que la forme plus courante de restriction calorique constante.

- Gardez cependant à l'esprit que la principale explication de sa popularité est que le jeûne intermittent vous permet de consommer globalement moins de calories. Vous ne perdrez pas beaucoup de poids si vous vous gavez et consommez davantage pendant vos heures de repas.

1.6 Avantages pour la santé

Le jeûne intermittent a fait l'objet de nombreuses études, tant chez l'homme que chez l'animal.

Ces découvertes ont montré qu'il peut contribuer à la réduction du poids et au bien-être général du corps et du cerveau. Elle peut également vous aider à vivre plus longtemps.

Vous trouverez ci-dessous les principaux avantages du jeûne intermittent pour la santé :

- **Perte de poids :** Comme indiqué précédemment, le jeûne intermittent vous aidera à perdre du poids et à réduire l'accumulation de graisse sans limiter intentionnellement les calories.

- **Résistance à l'insuline : Le** jeûne peut contribuer à prévenir le diabète de type 2 en réduisant la glycémie de 3 à 6 % et le taux d'insuline à jeun de 20 à 31 %.

- **Inflammation :** Plusieurs rapports indiquent une diminution des marqueurs d'inflammation, l'un des principaux facteurs de nombreuses maladies chroniques.

- Il a été démontré que le jeûne intermittent réduit le "mauvais" cholestérol LDL, les récepteurs inflammatoires, les triglycérides sanguins, la résistance à l'insuline et la glycémie, qui sont tous deux des facteurs de risque d'insuffisance cardiaque.

- La recherche sur les animaux a montré que le jeûne intermittent réduit le risque de cancer.

- **Santé du cerveau :** Le jeûne stimule l'hormone cérébrale BDNF, qui peut favoriser le développement de nouvelles cellules nerveuses. Il peut également contribuer à prévenir la maladie d'Alzheimer.

- **Anti-âge :** Il a été démontré que le jeûne intermittent augmente la longévité des rats. Selon les études, les rats jeûneurs vivaient de 36 à 83 % plus longtemps.

Il est important de se rappeler que la science n'en est qu'à ses débuts. La majorité des expériences étaient limitées, à court terme ou menées sur des animaux. De nombreuses préoccupations restent sans réponse dans le cadre d'une recherche humaine de meilleure qualité.

Le jeûne intermittent présente plusieurs avantages pour la santé du corps et de l'esprit. Il vous aidera à perdre du poids tout en réduisant les risques de développer un diabète de type 2, une insuffisance cardiaque ou un cancer. Il peut même vous aider à vivre plus longtemps.

1.7 Simplification d'un mode de vie sain

Une alimentation saine est pratique, mais elle peut être difficile à maintenir.

L'un des obstacles les plus importants est le temps et les efforts nécessaires pour planifier et préparer des repas nutritifs.

Le jeûne intermittent vous simplifie la vie, car vous n'avez pas à préparer, servir ou nettoyer autant de repas que vous le feriez autrement.

Le jeûne intermittent est également très répandu dans la communauté du life-hacking, car il améliore votre bien-être tout en vous simplifiant la vie.

Le jeûne intermittent présente plusieurs avantages, dont l'un est de permettre une alimentation plus saine et plus simple. Vous aurez moins de temps pour préparer, cuisiner et nettoyer après vos repas.

1.8 Qui doit s'en méfier ou s'en tenir éloigné ?

Le jeûne intermittent ne convient pas à tout le monde.

Si vous souffrez d'insuffisance pondérale ou si vous avez des antécédents de troubles alimentaires, vous pouvez consulter un médecin avant de vous lancer dans une cure de désintoxication. Cela peut être carrément dangereux dans ces situations.

Est-il approprié pour les femmes de jeûner ?

Selon certaines données, le jeûne intermittent pourrait ne pas être aussi efficace pour les femmes que pour les hommes.

Une étude a révélé qu'il augmentait la réponse insulinique chez les hommes mais nuisait à la régulation de la glycémie chez les femmes.

Malgré l'absence de recherches sur le sujet chez l'homme, des études menées sur des rats ont montré que le jeûne intermittent provoque chez les femelles une émaciation, une masculinisation, une stérilité et l'absence de règles.

Selon des études empiriques, les menstruations des femmes ont cessé après avoir commencé à pratiquer l'JI et sont redevenues habituelles après avoir poursuivi leur ancienne routine alimentaire.

Le jeûne intermittent peut être évité pour les femmes à ces fins. Ils doivent respecter leurs propres règles, comme l'introduction progressive de la pratique et l'arrêt rapide en cas de complications, comme l'aménorrhée (absence de menstruation).

Envisagez de retarder le jeûne intermittent pour l'instant si vous avez des problèmes de grossesse ou si vous envisagez de concevoir un enfant. Si vous êtes enceinte ou si vous allaitez, cette habitude alimentaire n'est probablement pas la bonne.

Le jeûne n'est pas recommandé aux personnes souffrant d'insuffisance pondérale ou ayant des antécédents de troubles alimentaires. Le jeûne intermittent peut également être préjudiciable à certaines femmes, selon certains faits.

Effets secondaires et sécurité

L'effet secondaire le plus fréquent du jeûne intermittent est la faim.

Vous aussi, vous pouvez vous sentir fatigué, et le cerveau peut ne plus fonctionner aussi bien qu'avant.

Cela ne sera que temporaire, car le corps a besoin de temps pour s'adapter au nouveau régime alimentaire.

Avant d'entreprendre un jeûne intermittent, contactez votre médecin si vous avez un problème médical.

Ceci est particulièrement crucial si vous :

- Vous avez du mal à contrôler votre glycémie.
- Vous avez du diabète.
- Prenez votre médicament comme prescrit.
- Vous avez une tension artérielle basse.
- J'ai aussi eu des problèmes d'alimentation dans le passé.
- Vous êtes en surpoids.
- Avez-vous un diagnostic d'aménorrhée ?
- Vous êtes une mère qui a du mal à tomber enceinte.
- Vous allaitez ou êtes enceinte.

Tout bien considéré, le jeûne intermittent présente un excellent bilan de sécurité. Si vous êtes en sécurité et bien nourri en général, se priver de nourriture pendant un certain temps n'est pas risqué.

La faim est l'effet secondaire le plus fréquent du jeûne intermittent. Le jeûne ne peut être pratiqué sans consulter au préalable un spécialiste si vous avez un problème médical.

Les questions les plus fréquemment posées

Vous trouverez ci-dessous des réponses à certaines des questions les plus fréquemment posées sur le jeûne intermittent.

- **Ai-je le droit de boire des liquides pendant mon jeûne ?**

Oui, vraiment. Les boissons non caloriques telles que l'eau, le café et le thé conviennent. Le café ne peut pas être sucré. De petites quantités de lait ou de crème sont probablement appropriées. Le café est particulièrement utile pendant un jeûne car il supprime la faim.

- **Sauter le petit-déjeuner n'est-il pas mauvais pour la santé ?**

Non, ce n'est pas vrai. Le problème est que la plupart des personnes stéréotypées qui sautent le petit-déjeuner mènent une vie malsaine. La procédure est totalement sûre si vous consommez des aliments sains le reste de la journée.

- **Ai-je le droit de prendre des compléments alimentaires pendant mon jeûne ?**

Oui, vraiment. N'oubliez pas, cependant, que certains compléments, comme les vitamines liposolubles, fonctionnent mieux s'ils sont pris avec de la nourriture.

- **Puis-je faire de l'exercice lorsque je suis à jeun ?**

Les entraînements à jeun sont parfaitement acceptables. Avant un exercice à jeun, certaines personnes envisagent de prendre des acides aminés à chaîne ramifiée (BCAA).

- **Est-il vrai que le jeûne entraîne une perte de masse musculaire ?**

Les deux stratégies de réduction du poids entraîneront une perte musculaire ; c'est pourquoi il est important de soulever des poids et de consommer beaucoup de protéines. Selon un rapport, le jeûne intermittent produit moins de faiblesse musculaire que la restriction calorique normale.

- **Le jeûne peut-il faire ralentir le métabolisme ?**

Non, les études indiquent que le jeûne pendant une courte période stimule le métabolisme. En revanche, jeûner pendant trois ou quatre jours ralentit le métabolisme.

- **Faut-il pousser les enfants à jeûner ?**

Ce n'est probablement pas une bonne idée de laisser votre enfant jeûner.

1.9 S'affirmer

Vous avez déjà subi beaucoup de jeûnes prolongés dans votre vie.

Si vous avez déjà dîné mais dormi tard le lendemain et ne vous êtes pas nourri avant midi, vous avez jeûné pendant 16 heures ou plus.

C'est ainsi que certaines personnes se nourrissent naturellement. Le matin, elles ne ressentent pas la faim.

De nombreuses personnes considèrent que l'approche 16/8 est la méthode de jeûne intermittent la plus simple et la plus durable ; vous pouvez commencer par là. Si vous aimez jeûner et que vous vous sentez en bonne santé en le faisant, vous pouvez progresser vers des jeûnes plus extrêmes, comme des jeûnes de 24 heures 1 à 2 fois par semaine (c'est le régime Eat-Stop-Eat) ou simplement consommer 500-600 calories 1 à 2 jours par semaine (c'est le régime 5:2).

Un autre choix consiste à jeûner facilement chaque fois que c'est possible - à sauter des repas lorsque vous n'avez pas faim ou que vous n'avez pas le temps de les préparer.

Pour profiter au moins d'une partie de ces avantages, il n'est pas nécessaire de mettre en place un programme officiel de jeûne intermittent.

Expérimentez différentes méthodes avant d'en trouver une qui vous plaise et s'intègre à votre routine.

Il est préférable de commencer par l'approche 16/8 et de passer ensuite à des jeûnes plus longs. Il est essentiel d'essayer différentes méthodes avant d'en découvrir une qui vous convienne.

1.10 Devriez-vous essayer ?

Tout le monde n'a pas besoin de pratiquer le jeûne intermittent.

Ce n'est qu'un des changements de mode de vie qui vous aidera à mener une vie plus saine. Les points les plus importants sur lesquels vous devez vous concentrer sont de toujours manger de vrais aliments, de faire de l'exercice et de dormir suffisamment. Si vous n'aimez pas l'idée de jeûner, vous pouvez facilement ignorer ce bok et faire ce que vous voulez.

En matière de régime alimentaire, il n'existe pas d'approche unique. Le mode de vie le plus sûr pour vous est celui que vous pouvez maintenir avec le temps.

Certains individus tirent profit du jeûne intermittent, d'autres non. Vous ne pouvez savoir à quel parti vous appartenez qu'en l'essayant.

Le jeûne peut être une stratégie efficace pour perdre du poids et améliorer votre condition physique si vous l'aimez et si vous pensez qu'il s'agit d'une forme d'alimentation durable.

Chapitre 2 : Avantages du jeûne intermittent pour les femmes de 50 ans

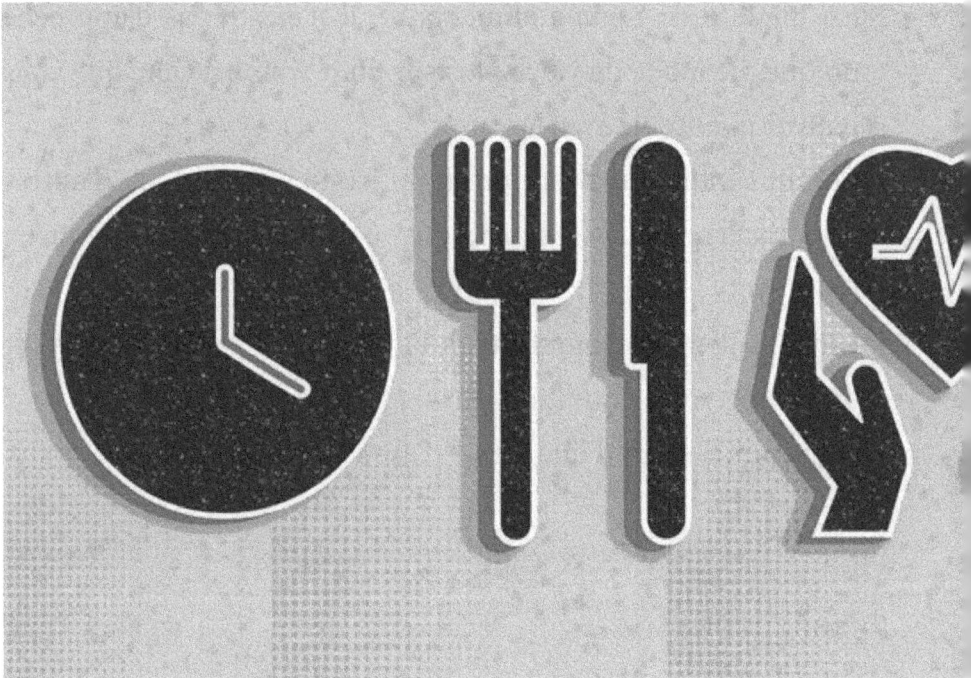

Le jeûne intermittent est une pratique alimentaire dans le cadre de laquelle vous alternez entre des modes d'alimentation et de jeûne. Le jeûne intermittent peut être pratiqué de différentes manières, comme les techniques 5:2 ou 16/8.

De nombreuses recherches ont montré qu'il peut avoir des effets importants sur la santé et les fonctions cognitives. Voici quelques-uns des effets du jeûne prolongé sur la santé qui ont été cliniquement prouvés.

2.1 Le jeûne intermittent et la perte de graisse corporelle tenace

Quiconque a déjà suivi un régime strict et atteint un taux de graisse corporelle à un chiffre connaît ce problème : la graisse tenace.

Malgré un entraînement intensif et une consommation de calories considérablement réduite, une quantité modérée de graisse corporelle offre également une résistance. La plupart d'entre eux se rendent vite compte que pour éliminer ces dépôts de graisse, ils devraient sacrifier une quantité importante de poids.

Le jeûne intermittent peut-il, en revanche, contribuer à la perte des graisses tenaces ?

La graisse tenace désigne les dépôts de graisse que le corps refuse de libérer.

Comme nous l'avons dit précédemment, le jeûne intermittent vous aidera à éviter les difficultés liées à la perte de graisses corporelles tenaces.

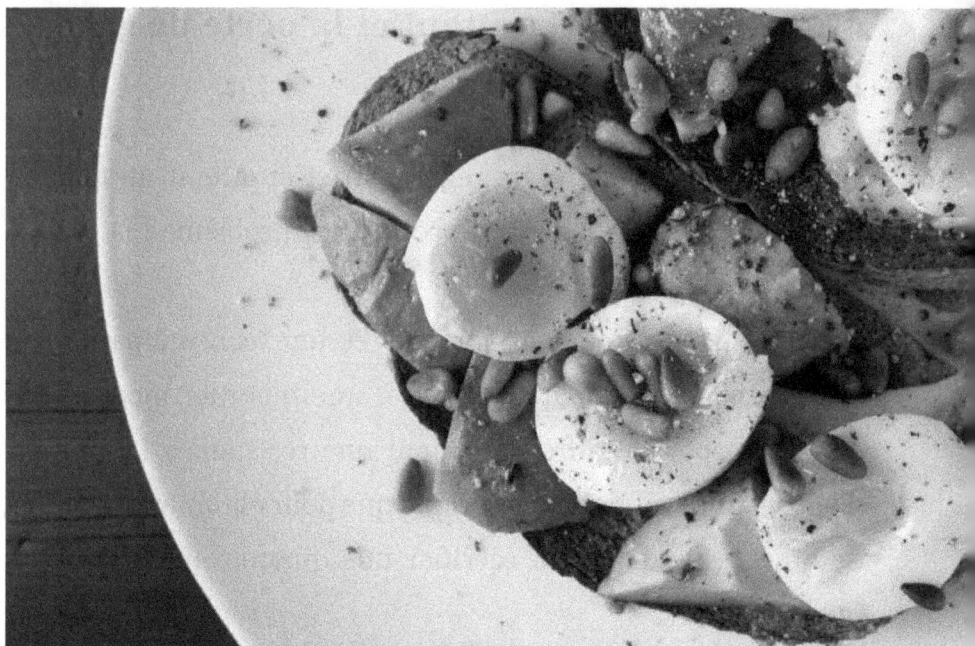

Quelle est la définition de la graisse corporelle résiduelle ?

Le terme "graisse corporelle tenace" s'applique aux parties du corps qui contiennent le plus de graisse. En général, ces régions sont la région du bas-ventre et le bas du dos chez les hommes et le bas du corps chez les femmes. Il est très difficile de perdre du poids dans ces régions.

Alors qu'est-ce qui rend ces endroits si obstinés ? Jetons un coup d'œil à la façon dont la graisse est mobilisée pour mieux la comprendre. Êtes-vous prêt ?

Le taux d'insuline et la teneur en acides gras (dans le sang) augmentent après un repas. C'est sous forme saturée qu'il n'y a pas de combustion des graisses. Le corps obtient l'énergie dont il a besoin dans les heures qui suivent en oxydant (métabolisant) le glucose.

Le quotient respiratoire (QR) est un moyen de le calculer. Une valeur de 1,0 indique un métabolisme pur des glucides (mode de stockage), tandis qu'une valeur de 0,7 correspond à un métabolisme accru des acides gras (métabolisme lipidique). Cela implique pour le QR sous forme de jeûne intermittent : Le QR se situe entre 0,95 et 1,0 en 1,5-2 heures après un repas. Le quotient après une nuit facile varie de 0,82 à 0,85, et après un prêt de 16 heures, il varie de 0,72 à 0,8.

La concentration d'insuline et le QR diminuent à mesure que le temps passe après un repas et que les nutriments de l'organisme sont consommés. On assiste plutôt à une tendance à la combustion des graisses (et donc à la mobilisation des graisses stockées). Les acides gras et les concentrations d'insuline dans le sang sont à l'origine de ce mécanisme. Lorsque les concentrations baissent, l'organisme reconnaît un manque d'énergie et augmente en conséquence la sécrétion de catécholamines (épinéphrine et norépinéphrine).

Les catécholamines présentes dans le sang adhèrent aux récepteurs des cellules adipeuses. Ces récepteurs peuvent être considérés comme une "serrure", symboliquement. Les neurotransmetteurs et les hormones sont les clés qui s'insèrent dans ces serrures, provoquant une réponse. Dans cette situation, les catécholamines provoquent (activent) la mobilisation des graisses en activant la HSL "lipase hormono-sensible", pour faire court, qui produit alors des graisses à partir de la cellule individuelle, qui peuvent ensuite être brûlées (métabolisées).

La principale distinction entre la graisse naturelle et les dépôts de graisse tenace est la suivante. Les récepteurs bêta-2 sont beaucoup plus abondants dans le tissu adipeux normal que les récepteurs alpha-2.

Les récepteurs bêta-2 sont connus pour être l'"accélérateur" de la réduction des graisses. Pendant ce temps, les récepteurs alpha-2 se comportent surtout comme un frein automatique Il n'est pas nécessaire d'aller trop loin dans la physiologie pour imaginer ces deux récepteurs ainsi.

La facilité avec laquelle on brûle les graisses dans différentes zones du corps est déterminée par l'interaction entre les récepteurs alpha-2 et bêta-2. Lorsque la graisse d'une zone corporelle possède de nombreux récepteurs bêta-2 par rapport aux récepteurs alpha-2, une combustion des graisses "légère" ou "simple" se produit, tandis que les coussinets graisseux chroniques possèdent plusieurs nombres de récepteurs alpha-2 par rapport aux récepteurs bêta-2.

Dans la région des hanches et des cuisses, les femmes ont jusqu'à 9 fois plus de récepteurs alpha-2 que de récepteurs bêta-2, selon le livre de Lyle.

Réduction de la graisse corporelle

Comment le jeûne intermittent brûle-t-il les graisses tenaces plus efficacement que la plupart des régimes ? Les récepteurs bêta-2 doivent maintenant être programmés, tandis que les récepteurs alpha-2 doivent être désactivés pour métaboliser les dépôts de graisse persistants. Les processus qui permettent le jeûne intermittent sont les suivants.

Le taux de catécholamines augmente lorsque vous jeûnez.

Le jeûne améliore l'apport sanguin sous-cutané dans la région abdominale, ce qui permet aux catécholamines de pénétrer plus facilement dans cette zone (et, par conséquent, de s'arrimer aux récepteurs cellulaires de la graisse).

Le jeûne empêche la formation de récepteurs a2 en raison des faibles niveaux d'insuline. Le fait de passer plus de temps dans la "fenêtre de jeûne" permet d'extraire davantage de graisse des zones rebelles. Vous vous dites peut-être : "Pourquoi ne pas simplement suivre un régime pauvre en glucides pour maintenir mon taux d'insuline à un niveau bas ?" Cependant, les triglycérides (graisses) bloquent la lipase hormono-sensible de la même manière que l'insuline.

Selon les recherches, l'état optimal de combustion des graisses est atteint après 12 à 18 heures de jeûne. Cette période peut être qualifiée d'"âge d'or" pour le recrutement des graisses tenaces en raison du niveau élevé de catécholamines, de l'apport sanguin sous-cutané élevé dans les zones de graisses tenaces et d'un faible niveau d'insuline pour l'inhibition nécessaire des récepteurs alpha2. it

Précisons en quelques mots ce qu'est une condition optimale de combustion des graisses : L'oxydation des FFA (acides gras libres) a été étudiée à différents endroits, aussi bien à l'état de jeûne qu'après trois jours consécutifs de jeûne. La quantité d'acides gras brûlés s'est déplacée par rapport au métabolisme total de la graisse corporelle, tandis que l'oxydation des FFA a augmenté avec la durée du jeûne.

L'oxydation des AGF sous-cutanés augmente de façon spectaculaire sur de courtes durées. C'est aussi une façon de suggérer que vous brûlez la graisse et rien d'autre. Chez un humain de poids normal, les dépôts de graisse ne se mobilisent que pendant 14 à 20 heures après un repas de 600 kcal. Dans la vie réelle, cette condition devrait pouvoir être atteinte en 12-18 heures.

La combustion des graisses commence à augmenter après ce laps de temps (14-20 heures). En revanche, ce n'est pas le type de graisse dont on choisit de se débarrasser. L'oxydation des graisses intramusculaires augmente considérablement entre 10 et 30 heures, mais il n'y a pas d'augmentation des dépôts de graisse sous-cutanée.

Si la fenêtre de jeûne est prolongée à ce point, les dépôts dermiques ne peuvent pas suivre la quantité d'énergie du corps, de sorte qu'il y a un degré limité d'avantages et d'inconvénients. Les cycles de jeûne assez longs ne sont pas propices à la réduction des graisses corporelles tenaces, optimisant ainsi la préservation des muscles, ce qui entraîne un taux élevé de gluconéogenèse (saccharification des protéines) et la possibilité d'un état catabolique des muscles qui en résulte.

La vie réelle contre la science Science

En investissant de manière critique, les lecteurs peuvent maintenant se demander si se débarrasser de la graisse tenace nécessite des méthodes uniques. Après tout, plusieurs personnes ont déjà atteint le statut de "maigre" sans utiliser le jeûne intermittent ou d'autres méthodes comme celles mentionnées par Lyle McDonald. Ne s'agit-il pas simplement de réduire autant que possible le taux de graisse corporelle ? N'est-il pas probable que vous perdiez de toute façon la graisse tenace ?

Un déficit hebdomadaire de 3500 kcal dans un régime couramment pratiqué contre un déficit équivalent dans un régime de jeûne intermittent peut-il créer une différence dans la perte de graisse régionale (en supposant que toutes les autres variables restent constantes) ? L'affirmation se limite aux implications théoriques et aux observations pratiques.

2.2 Ménopause et jeûne intermittent

L'JI est l'une des méthodes les plus courantes pour perdre du poids et améliorer le bien-être général. Elle consiste à se passer de nourriture pendant la majeure partie de la journée et à consommer tous les repas en une courte période.

Le jeûne intermittent présente une longue liste d'avantages, de la réduction du poids à l'amélioration de la concentration mentale, dont beaucoup sont étayés par la science. Cette méthode d'alimentation est idéale pour certaines femmes, mais qu'en est-il de celles d'entre nous qui sont ménopausées ou post-ménopausées ?

Lorsqu'une femme entre dans la quarantaine et la cinquantaine, ses hormones sexuelles commencent spontanément à diminuer lorsque les ovaires cessent de libérer de la progestérone et des œstrogènes, ce qui entraîne l'arrêt des menstruations. La ménopause est décrite comme l'absence de règles chez une femme pendant 12 mois d'affilée, mais l'aménorrhée est loin d'être le seul symptôme de ce changement.

Bouffées de chaleur, anxiété, sécheresse vaginale, brouillard cérébral, baisse de la libido, frissons, épuisement, sautes d'humeur, probabilité accrue de problèmes cardiaques et sueurs nocturnes sont quelques-uns des signes de la ménopause, qui peuvent varier d'une personne à l'autre. On constate souvent une différence notable dans le métabolisme de certaines personnes, qui s'accélère généralement lorsque les niveaux d'œstrogène et de progestérone deviennent incontrôlables, ce qui entraîne une prise de poids.

Après la ménopause, les femmes peuvent devenir moins réceptives à l'insuline et avoir des difficultés à consommer du sucre et des glucides transformés. Cette transition métabolique est connue sous le nom de résistance à l'insuline et s'accompagne fréquemment d'épuisement et de troubles du sommeil.

De nombreuses personnes trouvent que la ménopause est une période effrayante de leur vie ; elles ne reconnaissent plus leur corps et les symptômes, notamment le brouillard cérébral soudain et la prise de poids, peuvent provoquer de l'anxiété, de la confusion, de la rage, du stress et de la dépression.

Heureusement, les gens peuvent utiliser le jeûne intermittent pour les aider à traverser les montagnes russes de la ménopause. Si vous ressentez de l'épuisement, une tolérance à l'insuline ou une prise de poids comme conséquence de la ménopause, vous pourriez vouloir tenter votre chance.

On a constaté que le jeûne intermittent facilite la prise de poids. Le jeûne améliore le contrôle de l'insuline et permet à l'organisme d'absorber plus efficacement le sucre et les glucides, ce qui réduit le risque d'insuffisance cardiaque, de diabète et d'autres maladies métaboliques. Il a été prouvé que le jeûne augmente l'estime de soi, minimise la détresse et la tension, et encourage des améliorations psychologiques plus bénéfiques. La recherche sur les animaux a montré que le jeûne aide à protéger les cellules du cerveau des traumatismes, à éliminer les déchets, à restaurer et à améliorer leurs performances.

Lorsque vous avez mis en place un programme, le jeûne intermittent n'est pas si compliqué. Il suffit de fixer une fenêtre de repas qui vous convient, par exemple de midi à 20 heures, et de vous assurer que vous consommez suffisamment de calories à ce moment-là. En dehors de cette fenêtre, vous devez jeûner. Toutefois, vous êtes autorisé à boire de l'eau et des boissons non caloriques comme le thé ou le café. La forme de jeûne 16:8 consiste à jeûner pendant 16 heures par jour et à s'alimenter pendant seulement 8 heures par jour ; c'est l'un des processus de jeûne intermittent les plus basiques à adopter.

Le jeûne intermittent est simple et adaptable ; certaines personnes commencent par des temps de jeûne plus courts, comme le 14:10 (14 heures de jeûne accompagnées d'une fenêtre de consommation de 10 heures), et prolongent progressivement la durée du jeûne avant d'atteindre l'objectif de 16:8. Vous devriez expérimenter différentes routines de jeûne et voir ce qui vous convient le mieux en raison de sa simplicité et de sa stabilité.

Bien que le jeûne intermittent soit un outil merveilleux pour la plupart des gens afin de mieux soulager les effets de la ménopause, il ne convient pas à tous. Les personnes qui souffrent d'épuisement des surrénales ou d'une maladie chronique ne choisissent pas d'ajouter une méthode de jeûne intermittent à leur emploi du temps.

Les personnes qui pratiquent le jeûne intermittent doivent prêter attention à la façon dont elles se sentent tout au long du cycle de jeûne ; si elles se sentent fatiguées, léthargiques ou malades pendant le jeûne, il serait peut-être préférable de réduire la période de jeûne ou d'éviter complètement le jeûne intermittent. Il n'est pas non plus nécessaire de jeûner tous les jours ; vous pouvez jeûner une fois par semaine ou même deux jours par semaine. Pour prévenir les risques et garantir que chaque régime ou modification du mode de vie vous convient, il est également conseillé de consulter d'abord un médecin qualifié et agréé.

La ménopause est une période difficile pour la plupart des gens, mais en faisant les bons ajustements alimentaires et comportementaux, vous pouvez mieux en contrôler les effets et rester en forme, à l'aise et en sécurité même lorsque les hormones tentent de la changer et de quitter définitivement le bâtiment.

2.3 Le jeûne intermittent modifie les fonctions des gènes, des hormones et des cellules.

Quand on ne se nourrit pas pendant un certain temps, le corps subit de nombreux changements.

Pour rendre la graisse corporelle accumulée plus disponible, le corps, par exemple, déclenche des mécanismes de réparation cellulaire essentiels et ajuste les niveaux d'hormones.

Voici quelques-unes des modifications physiologiques qui surviennent pendant le jeûne :

- **Taux d'insuline :** Le taux d'insuline dans le sang diminue considérablement, ce qui facilite la combustion des graisses.

- **L'hormone de croissance humaine :** Le taux d'hormone de croissance dans le sang peut être multiplié par 5. L'augmentation des quantités de cette hormone favorise, entre autres, la perte de poids et la croissance musculaire.

- **Réparation cellulaire :** L'organisme lance des procédures de réparation cellulaire essentielles, comme l'élimination des déchets des cellules.
- **L'expression des gènes :** Il existe des variations positives dans plusieurs gènes et molécules liés à la survie et à la prévention des maladies.

Ces améliorations au niveau des hormones, de l'expression des gènes et de la structure cellulaire sont liées à bon nombre des avantages du jeûne intermittent.

Le taux d'insuline diminue et le taux d'hormone de croissance humaine augmente lorsque vous jeûnez. Vos cellules activent également des mécanismes de réparation cellulaire essentiels et modifient l'expression des gènes.

2.4 Le jeûne intermittent permet de perdre du poids et de la graisse abdominale.

De nombreuses personnes qui expérimentent le jeûne intermittent le font dans le but de réduire leur poids.

En général, le jeûne prolongé vous amène à consommer moins de repas.

Vous pourriez avoir besoin de moins de calories si vous compensez le fait d'avoir consommé encore plus pendant les autres repas.

Le jeûne intermittent améliore souvent la fonction hormonale, ce qui favorise la réduction du poids.

La réduction du taux d'insuline, l'augmentation de la productivité de l'hormone de croissance et l'augmentation du taux de noradrénaline (norépinéphrine) sont autant de facteurs qui aident l'organisme à décomposer les graisses et à les utiliser comme source d'énergie.

Par conséquent, le jeûne de courte durée augmente le taux métabolique de 3,6 à 14 %, ce qui vous permet de manger encore plus de calories.

En d'autres termes, le jeûne intermittent fonctionne sur tous les plans du calcul des calories. Il augmente le taux métabolique (calories dépensées), diminuant ainsi la quantité de nourriture que vous consommez (réduit les calories).

Selon une étude de 2014 sur la littérature clinique, le jeûne intermittent entraîne une perte de poids de 3 à 8 % sur 3 à 24 semaines. Il s'agit d'une quantité considérable.

Les participants ont perdu de 4 à 7 % de leur tour de taille, ce qui indique qu'ils ont perdu beaucoup de graisse du ventre, la graisse pathogène située dans la cavité abdominale.

Selon un rapport de synthèse, le jeûne intermittent a entraîné moins de perte musculaire que la restriction calorique prolongée.

En fin de compte, le jeûne intermittent peut être une stratégie très efficace pour perdre du poids.

Le jeûne intermittent vous permet de consommer moins de calories tout en augmentant marginalement votre métabolisme. C'est une arme puissante pour perdre du poids et de la graisse du ventre.

2.5 La résistance à l'insuline peut être réduite par le jeûne intermittent, diminuant ainsi le risque de développer un diabète de type 2

Au cours des dernières décennies, le diabète de type 2 est devenu extrêmement répandu.

L'élévation du taux de sucre dans le sang, dans le sens d'une résistance à l'insuline, est la caractéristique la plus marquante.

Un produit qui diminue la tolérance à l'insuline et protège contre le diabète de type 2 peut contribuer à réduire la glycémie.

On a également constaté que le jeûne intermittent avait des effets bénéfiques importants sur la tolérance à l'insuline et entraînait une baisse significative de la glycémie.

Des essais sur l'homme ont montré que le jeûne intermittent permettait de réduire la glycémie à jeun de 3 à 6 % et l'insuline à jeun de 20 à 31 %.

Le jeûne intermittent a souvent empêché les rats diabétiques de subir des lésions rénales, qui sont l'une des conséquences les plus graves du diabète.

Cela signifie que le jeûne intermittent pourrait être très bénéfique pour les personnes présentant un risque de diabète de type 2. Il pourrait toutefois y avoir certaines disparités entre les sexes. Selon un rapport, pendant un régime de jeûne intermittent de 22 jours, la gestion de la glycémie des femmes s'est en fait détériorée. Au moins chez les hommes, le jeûne intermittent réduira la résistance à l'insuline et contribuera à faire baisser la glycémie.

2.6 Le jeûne intermittent peut réduire l'inflammation dans le corps et le stress oxydatif

Le stress oxydatif est l'un des facteurs qui contribuent au vieillissement et au développement de plusieurs maladies chroniques. Il implique des molécules réactives telles que les radicaux libres qui interagissent avec d'autres molécules essentielles (comme les protéines et l'ADN) et les détruisent. Certains essais ont montré que le jeûne intermittent améliore la tolérance de l'organisme au stress oxydatif.

En outre, des recherches indiquent que le jeûne intermittent peut aider à combattre l'inflammation, qui est une cause majeure de diverses maladies.

Des études ont montré que le jeûne intermittent permet de réduire l'inflammation dans l'organisme et le stress oxydatif. Cela devrait contribuer à prévenir le vieillissement et l'apparition de diverses maladies.

2.7 Le jeûne intermittent pourrait être bon pour le cœur

La crise cardiaque reste la première cause de décès dans le monde.

Divers indicateurs de santé (également considérés comme des "facteurs de risque") ont été associés à un risque élevé ou réduit d'insuffisance cardiaque.

Il a été démontré que le jeûne intermittent améliorait le cholestérol total et le cholestérol LDL, la pression artérielle, les récepteurs de l'inflammation, la glycémie et les triglycérides sanguins, entre autres facteurs de risque.

Toutefois, une grande partie de ces recherches sont axées sur la science animale. Avant de pouvoir prendre des décisions, il est nécessaire de poursuivre les recherches sur l'impact sur la santé cardiaque des humains.

Des études ont montré que le jeûne intermittent améliore le taux de cholestérol, la pression artérielle, les récepteurs inflammatoires et les triglycérides, autant de facteurs qui contribuent aux maladies cardiaques.

2.8 Divers mécanismes de réparation cellulaire sont déclenchés par le jeûne intermittent

Lorsque vous jeûnez, les cellules de votre corps entament un processus appelé autophagie, qui consiste à éliminer les déchets cellulaires.

Les protéines brisées et endommagées qui s'accumulent dans les cellules au fil du temps sont décomposées et métabolisées par les cellules.

Une augmentation de l'autophagie pourrait protéger contre le cancer et la maladie d'Alzheimer, entre autres maladies.

Le jeûne active le système métabolique d'autophagie, qui élimine les déchets des cellules.

2.9 Le jeûne intermittent a été associé à un risque moindre de cancer

Le cancer est une maladie horrible qui se caractérise par un développement cellulaire incontrôlable.

On a constaté que le jeûne présente divers avantages biochimiques, notamment une diminution de l'incidence du cancer.

Malgré l'absence d'essais sur l'homme, des données encourageantes issues d'études animales suggèrent que le jeûne intermittent peut contribuer à prévenir le cancer.

Selon certaines données, le jeûne minimise les multiples effets secondaires de la chimiothérapie chez les patients atteints de cancer.

Dans la recherche animale, il a été démontré que le jeûne intermittent permet de mieux supprimer le cancer. Chez l'homme, une étude a révélé qu'il éliminerait les effets secondaires de la chimiothérapie.

2.10 Le jeûne intermittent est bénéfique pour le cerveau

Ce qui est sain pour le corps est souvent toujours bon pour le cerveau.

Le jeûne intermittent augmente le nombre de caractéristiques biochimiques qui sont liées à la santé du cerveau.

La réduction du stress oxydatif, de l'inflammation, de la glycémie et de la tolérance à l'insuline en font partie.

Des expériences menées sur des rats ont montré que le jeûne intermittent accélère le développement de nouvelles cellules nerveuses, ce qui pourrait améliorer l'activité cérébrale.

Elle stimule souvent une hormone cérébrale connue sous le nom de BDNF (facteur neurotrophique dérivé du cerveau), dont la carence a été associée à la dépression et à d'autres problèmes neurologiques.

On a également constaté que le jeûne intermittent protège les animaux contre les lésions cérébrales causées par les accidents vasculaires cérébraux.

Le jeûne intermittent peut donc avoir des effets bénéfiques importants sur la santé du cerveau. Il a le potentiel de favoriser le développement de nouveaux neurones tout en protégeant le cerveau des lésions.

2.11 Le jeûne intermittent peut contribuer à la prévention de la maladie d'Alzheimer

La maladie d'Alzheimer est la maladie neurodégénérative la plus répandue dans le monde.

Comme il n'existe pas de traitement pour la maladie d'Alzheimer, il est essentiel d'empêcher son apparition.

Selon un rapport sur les rats, le jeûne intermittent peut retarder l'apparition de la maladie d'Alzheimer ou en minimiser l'intensité.

Selon une série d'études de cas, une intervention diététique impliquant des jeûnes réguliers de courte durée a permis de réduire considérablement les symptômes de la maladie d'Alzheimer chez neuf patients sur dix.

D'après des recherches menées sur des animaux, le jeûne peut également protéger contre certains troubles neurodégénératifs, tels que les maladies de Huntington et de Parkinson.

Cependant, des tests supplémentaires sur l'homme sont nécessaires.

2.12 Le jeûne intermittent peut vous aider à vivre plus longtemps en augmentant votre espérance de vie

L'un des aspects les plus intrigants du jeûne intermittent est sa capacité à prolonger l'espérance de vie.

Le jeûne intermittent augmente la longévité des rats de la même manière que le ferait une restriction calorique constante.

Les résultats de certaines de ces expériences étaient très spectaculaires. L'une d'elles a révélé que les rats qui jeûnaient tous les deux jours survivaient 83 % plus longtemps que les rats qui ne jeûnaient pas.

Le jeûne intermittent est très répandu dans la communauté anti-âge, bien qu'il n'ait pas encore été démontré chez l'homme.

Compte tenu des effets du jeûne intermittent sur le métabolisme et sur divers indicateurs de santé, il est facile de voir comment il peut contribuer à une vie plus longue et plus heureuse.

Chapitre 3 : Commencer à pratiquer le jeûne intermittent

3.1 Quels sont les aliments de jeûne intermittent les plus sains ?

Nous incluons des articles que nous pensons être bénéfiques pour nos lecteurs. Veuillez contacter un professionnel de la santé avant d'entreprendre tout ajustement diététique majeur afin de vous assurer que c'est le bon choix pour vous.

Le jeûne intermittent fait beaucoup de bruit dans le monde surpeuplé des régimes, même si l'expression "jeûne" semble de mauvais augure. De nombreuses preuves (bien que portant sur des échantillons de petite taille) montrent que ce régime peut aider les gens à perdre du poids et à contrôler leur glycémie. Peut-être l'attrait vient-il de l'absence de restrictions alimentaires : vous pouvez consommer ce que vous voulez, mais pas exactement quand vous le voulez.

Cependant, il est toujours nécessaire de considérer ce qui est en jeu. Devriez-vous rompre votre jeûne avec des pintes de glace et des sacs de chips ? Très probablement pas. C'est pourquoi nous avons compilé une liste des meilleures choses à manger pendant un régime JI.

Que devez-vous manger ?

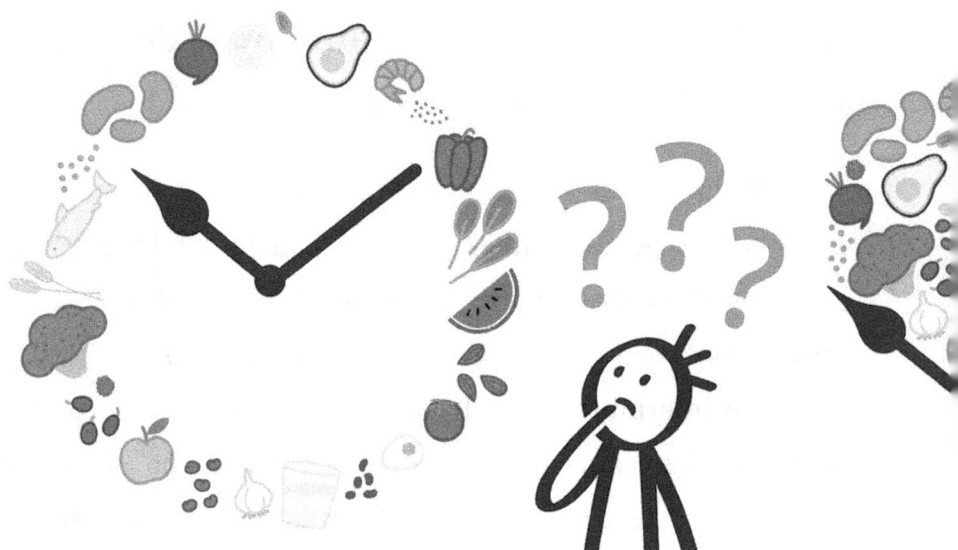

Il n'existe aucune spécification ou limitation quant au type d'aliments à consommer lors de la pratique du jeûne intermittent. Toutefois, il est peu probable que les bienfaits du jeûne intermittent accompagnent des repas réguliers de Big Mac.

Une alimentation équilibrée est le secret pour perdre du poids, conserver son niveau d'énergie et respecter son régime.

Toute personne cherchant à perdre du poids doit consommer des aliments riches en nutriments tels que les légumes, les fruits, les noix, les céréales complètes, les graines, les haricots, les protéines maigres et les produits laitiers.

Nos directives seront quelque peu similaires à celles des aliments. Nous prescrivons généralement, pour une meilleure santé, des aliments non transformés, riches en fibres et entiers, qui apportent saveur et qualité.

En d'autres termes, si vous consommez beaucoup des aliments mentionnés ci-dessous, vous n'aurez pas faim pendant le jeûne.

- **Eau**

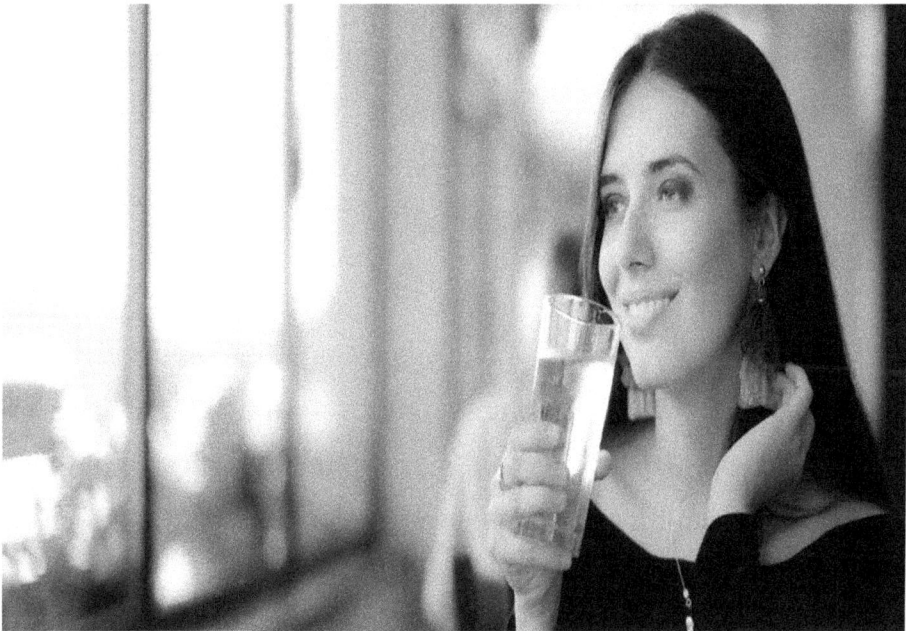

Ce n'est pas une collation, mais c'est essentiel pour survivre à la JI. L'eau est importante pour la protection de presque tous les organes principaux de votre corps. Il serait stupide de l'éviter dans le cadre du jeûne. Vos poumons jouent un rôle essentiel dans votre sécurité. La quantité d'eau que chaque individu peut boire dépend de son sexe, de sa taille, de son poids, de son niveau d'exercice et de son environnement. Cependant, la couleur de l'urine est un indicateur fort. En tout temps, il est préférable qu'elle soit jaune pâle. La déshydratation, qui peut provoquer des maux de tête, des nausées et des vertiges, se manifeste par une urine jaune foncé. Si vous combinez cela avec un manque de calories, vous obtenez une formule pour une catastrophe ou, au pire, un pipi très foncé. Si l'eau plate ne vous plaît pas, essayez d'y ajouter un peu de jus de citron, plusieurs feuilles de menthe ou des tranches de concombre.

- **Avocat**

Manger le fruit le plus calorique lorsqu'on tente de perdre du poids peut sembler contre-intuitif. En revanche, les avocats peuvent vous permettre de tenir le coup même pendant les périodes de jeûne les plus strictes, grâce à leur teneur élevée en graisses insaturées.

Les graisses insaturées, selon des études, aident à maintenir le corps en bonne santé même si vous ne ressentez pas la faim. Votre corps envoie des signaux indiquant qu'il n'a pas besoin de passer en mode faim d'urgence parce qu'il a suffisamment de calories. Et si vous êtes affamé au milieu d'une période de jeûne, les graisses insaturées maintiennent ces symptômes plus longtemps.

Une autre recherche a montré que l'utilisation d'un demi-avocat avec votre déjeuner vous permet de rester rassasié pendant des heures de plus que si vous ne consommez pas ce fruit vert et moelleux.

- **Fruits de mer et poissons**

Il y a une raison pour laquelle les directives diététiques américaines recommandent deux ou trois portions de 4 oz de poisson par semaine.

En plus d'être riche en graisses bénéfiques et en protéines, elle est également riche en vitamine D.

Et si vous aimez nourrir vos animaux à de courtes périodes, ne voulez-vous pas en avoir plus pour votre argent ?

Vous ne serez jamais à court de façons de préparer le poisson, car il y a trop d'options.

- **Légumes crucifères**

Les fibres sont présentes en abondance dans des aliments comme les choux de Bruxelles, le chou-fleur et le brocoli.

Il est important de consommer régulièrement des aliments riches en fibres pour rester régulier et assurer le bon fonctionnement de votre caca.

Les fibres vous aideront également à vous sentir rassasié, ce qui est bénéfique si vous ne vous nourrissez pas avant 16 heures. Les légumes crucifères vous aideront également à éviter le cancer.

- **Pommes de terre**

Les aliments blancs ne sont pas tous mauvais.

Des recherches menées dans les années 1990 ont montré que les pommes de terre étaient l'un des aliments les plus nutritifs.

une source fiable, une étude de 2012 a montré que la consommation de pommes de terre dans le cadre d'une alimentation équilibrée peut favoriser la perte de poids. (Désolé, mais les chips et les frites ne comptent pas).

- **Légumineuses et haricots**

Dans le cadre du régime JI, votre garniture de chili préférée pourrait être votre meilleure amie.

Les aliments, en particulier les glucides, fournissent l'énergie nécessaire à l'exercice physique. Nous ne vous suggérons pas de faire des folies avec les glucides, mais inclure des glucides à faible teneur en calories comme les légumineuses et les haricots dans votre alimentation ne peut pas faire de mal. Cela vous aidera à rester alerte pendant votre période de jeûne.

En outre, il a été prouvé que des ingrédients comme les haricots noirs, les pois chiches, les lentilles et les pois aident les gens à perdre du poids, en particulier s'ils ne suivent pas de régime.

- **Probiotiques**

Qu'est-ce que les petites bêtes de votre estomac ont le plus envie de manger ? La régularité et la variété sont toutes deux essentielles. Si elles sont affamées, cela signifie qu'elles ne sont pas à l'aise. Et si votre estomac n'est pas à l'aise, vous pouvez remarquer des effets secondaires désagréables, comme la constipation.

Ajoutez des ingrédients riches en probiotiques à votre régime alimentaire, comme le kéfir, le kombucha et la choucroute, pour combattre ce désagrément.

- **Baies**

Ces classiques du smoothie sont bourrés de vitamines et de minéraux. Ce n'est même pas l'aspect le plus excitant. Selon un rapport de 2016, les personnes qui mangeaient beaucoup de flavonoïdes, comme ceux présents dans les fraises et les myrtilles, ont vu leur IMC augmenter moins vite sur 14 ans que les individus qui ne mangeaient pas de baies.

- **Œufs**

Un gros œuf contient 6,24 g de protéines et ne prend que quelques minutes à préparer. Et, en particulier lorsque vous mangez moins, il est essentiel de consommer autant de protéines que possible pour rester rassasié et développer vos muscles.

Les hommes qui ont pris un petit-déjeuner à base d'œufs plutôt qu'un bagel ont eu moins faim et ont moins mangé pendant la journée, selon une enquête réalisée en 2010.

En d'autres termes, si vous cherchez quelque chose d'autre à faire pendant votre jeûne, pourquoi ne pas faire cuire à la coque un tas d'œufs ? Et, lorsque le moment sera parfait, vous devriez les manger.

- **Noix**

Bien que les noix soient plus caloriques que de nombreux autres en-cas, elles ont quelque chose que la plupart des en-cas n'ont pas : des graisses saines.

Ne pensez même pas aux calories ! Selon un rapport de 2012, une portion d'une once d'amandes (environ 23 noix) contient 20 % moins de calories que ce que l'étiquette indique.

Selon le rapport, la mastication ne brise pas complètement les parois cellulaires des amandes, ce qui préserve une partie de la noix et l'empêche d'être absorbée par le corps lors de la digestion. Par conséquent, manger des amandes pourrait ne pas faire autant de différence que vous le pensez dans votre apport calorique habituel.

- **Grains entiers**

Les régimes et la consommation de glucides ont tendance à être classés dans deux catégories distinctes. Ce n'est pas toujours le cas, comme vous serez heureux de l'apprendre. Les céréales complètes étant riches en fibres et en nutriments, une petite quantité vous rassasiera pendant longtemps.

Sortez donc de votre zone de confort et essayez le boulgour, le farro, l'épeautre, l'amarante, le kamut, le millet, le freekeh ou le sorgho.

Attention

La fatigue, les maux de tête et l'irritabilité sont tous des effets secondaires du JI. Si vous ne buvez pas assez d'eau pendant votre jeûne, vous risquez de vous déshydrater.

Selon des études menées sur des rats, la JI peut également conduire à l'infertilité. Les athlètes remarquent souvent que le rythme de leurs séances d'entraînement dans le cycle de l'énergie les amène à détruire des muscles plutôt qu'à les développer.

Le jeûne/jeûne est donc théoriquement peu pratique à long terme, car il peut contribuer à une consommation excessive pendant les heures de repas, ce qui compromettrait les efforts de perte de poids.

Si vous consommez les aliments mentionnés ci-dessus dans le cadre d'un régime yo-yo, ils ne peuvent pas avoir les avantages nutritifs que vous souhaitez. Lorsque le corps est stressé parce qu'il ne consomme pas assez de calories, il ne peut pas utiliser les aliments que vous pouvez consommer au maximum de leur potentiel.

La réduction de poids à long terme qui est régulière et durable est peut-être meilleure. Comme il n'existe actuellement aucune littérature sur l'JI, les conséquences à long terme restent largement inconnues.

Avant de commencer une JI, consultez un diététicien ou un nutritionniste pour vous assurer qu'elle vous convient.

L'JI n'est pas une invitation à se gaver ; c'est le moment d'être sélectif dans son alimentation. Et que vous jeûniez ou non, les ingrédients de ce livre devraient faire partie intégrante de votre alimentation.

3.2 Aliments à consommer et à éviter pendant le jeûne intermittent

Mangez des légumes et des fruits lorsque vous suivez un régime de jeûne intermittent et arrêtez-les en-cas sucrés et transformés.

Le jeûne intermittent consiste à alterner des périodes d'alimentation et de jeûne.

Selon ses partisans, le jeûne intermittent est un moyen sain et facile de réduire son poids et d'améliorer sa condition physique. Ils affirment qu'il est plus simple à suivre que d'autres régimes et qu'il est plus polyvalent que les régimes classiques restreignant les calories. "Plutôt que de s'appuyer sur une restriction alimentaire permanente, le jeûne intermittent est un moyen de réduire les calories en limitant sa consommation pendant plusieurs jours par semaine et en ne consommant normalement que le reste des jours", explique Lisa Jones, diététicienne diplômée à Philadelphie.

Il est essentiel de se rappeler que le jeûne intermittent est un concept plutôt qu'un régime strict.

Selon Anna Kippen, diététicienne diplômée à Cleveland, " le JI est un mot générique pour désigner le mode d'alimentation qui implique des cycles de non-jeûne et de jeûne sur des périodes fixes ". "Le jeûne intermittent se décline de différentes manières".

L'alimentation limitée dans le temps est l'une des méthodes les plus courantes. Elle recommande de ne s'alimenter que pendant huit heures par jour et de jeûner pendant les 16 heures suivantes. "Cela nous aidera à perdre du poids tout en permettant à notre intestin et à nos hormones de se détendre entre les repas tout au long de notre 'jeûne'", explique Kippen.

La stratégie 5:2, qui consiste à manger normalement et sainement pendant cinq jours par semaine, est une autre solution courante. Les deux autres jours de la semaine, vous ne prenez qu'un seul repas par jour, qui peut compter entre 500 et 700 calories. "Cela permet à notre corps de se détendre tout en augmentant le nombre de calories que nous consommons pendant la semaine", explique M. Kippen.

La recherche a établi un lien entre l'JI et la réduction du poids, l'augmentation du cholestérol, la régulation de la glycémie et la réduction de l'inflammation.

Selon un rapport publié, le jeûne prolongé a des effets à large spectre sur de multiples problèmes de santé, tels que l'obésité, les maladies cardiovasculaires, le diabète, les tumeurs et les troubles neurologiques.

Selon Ryan Maciel, diététicien, "quel que soit le type de jeûne intermittent que vous souhaitez, il est crucial d'adhérer aux mêmes concepts nutritionnels de base pour le jeûne intermittent que pour les autres plans d'alimentation plus sains."

"En réalité, ces (principes) pourraient être beaucoup plus pertinents lorsque vous vous privez de nourriture pendant de longues périodes, ce qui peut contribuer à la suralimentation chez certaines personnes", explique Maciel.

Si vous suivez un programme de jeûne intermittent, voici quelques conseils à suivre :

- Mangez des aliments peu raffinés la plupart du temps.

- Consommez une variété de protéines maigres, de légumes, de fruits, de glucides intelligents et de bonnes graisses.
- Cuisinez des recettes délectables et savoureuses que vous pourrez déguster.
- Mangez lentement et attentivement vos repas jusqu'à ce que vous soyez satisfait.

Les régimes basés sur le jeûne intermittent ne comportent pas de menus complexes. Cependant, en respectant des pratiques alimentaires saines, il y a

Il existe des produits à consommer et d'autres à éviter.

Dans le cadre d'un régime à jeun prolongé, vous pouvez consommer les trois aliments suivants :

- Fruits
- Protéines maigres
- Légumes

Protéines maigres

Selon Maciel, manger des protéines maigres vous rassasie plus longtemps que la plupart des régimes et vous aide à maintenir ou à gagner du muscle.

Voici cinq sources de protéines qui sont à la fois maigres et saines :

- Yaourt grec nature
- Tofu et tempeh
- Blanc de poulet

- Poissons et crustacés
- Haricots, lentilles et pois

Fruits

Le jeûne intermittent, comme tout autre régime alimentaire, nécessite la consommation d'aliments riches en nutriments. Les vitamines, les phytonutriments (nutriments végétaux), les fibres et les minéraux se trouvent généralement dans les légumes et les fruits. Ces vitamines, minéraux et nutriments peuvent réduire le taux de cholestérol, la régulation de la glycémie et la santé intestinale. Un autre avantage est la teneur réduite en calories des fruits et légumes.

Voici dix fruits nutritifs à consommer pendant le jeûne intermittent :

- Abricots
- Pommes
- Mûres
- Myrtilles
- Pêches
- Cerises
- Prunes
- Poires
- Pastèque
- Oranges

Légumes

Les légumes vous aideront à respecter votre régime de jeûne intermittent. Il a été démontré qu'un régime riche en légumes verts à feuilles réduit le risque d'insuffisance cardiaque, de diabète de type 2, de déficience cognitive, de cancer et d'autres maladies.

Voici 6 légumes qu'il sera bénéfique d'utiliser dans un plan d'alimentation intermittent équilibré :

- Epinards
- Chou frisé
- Chou
- Bette à carde
- Roquette
- Feuilles de chou vert

Les aliments dont il faut se méfier

Certains ingrédients ne peuvent pas être consommés dans le cadre du protocole JI. Évitez les aliments riches en graisses, en sel et en sucre, et riches en calories. "Ils ne vous satisferont pas après un jeûne, et ils pourraient même vous laisser affamé", prévient Maciel. "Ils n'ont toujours rien en termes de nutriments".

Évitez les aliments suivants si vous choisissez de suivre un régime intermittent :

- Chips pour le goûter
- Popcorn au micro-ondes

Il faut également éviter les aliments contenant beaucoup de sucre ajouté. Selon Maciel, le sucre contenu dans les aliments et les boissons emballés est privé de nutriments et contribue à des calories sucrées et creuses, ce qui n'est pas ce que vous voulez pendant le jeûne par intermittence. "Parce que le sucre se métabolise trop rapidement, ils vous laisseront affamé", ajoute-t-il.

3.3 Liste des aliments pour le jeûne intermittent

Vous ne savez pas quoi manger pendant votre jeûne intermittent ? La liste définitive des aliments pour le jeûne intermittent, étayée par la science, peut vous aider à tirer le meilleur parti de votre démarche de perte de poids.

Il est difficile de savoir quoi manger pendant l'JI. Cela s'explique par le fait que l'JI est une habitude alimentaire plutôt qu'un régime. C'est pourquoi nous avons établi une liste d'aliments à consommer pendant l'JI qui vous permettra de rester en bonne santé tout en perdant du poids.

Le programme JI vous apprend quand manger, il ne vous dit pas quels ingrédients vous devez consommer. L'absence de conseils diététiques cohérents peut donner le sentiment que vous pouvez consommer tout ce que vous voulez. De ce fait, certains peuvent avoir des difficultés à choisir les aliments et les boissons "appropriés".

Non seulement ils contrecarrent vos plans de perte de poids, mais ils augmentent également vos chances de souffrir de malnutrition ou de suralimentation.

3.4 Comment choisir les aliments les plus appropriés ?

Il est plus essentiel de manger sainement dans le cadre du jeûne intermittent que de perdre du poids rapidement. Par conséquent, il est vital de choisir des aliments riches en nutriments comme les légumes, les protéines maigres, les bonnes graisses et les fruits.

La liste d'aliments pour le jeûne intermittent doit inclure :

Pour les protéines

Les protéines ont un AJR (Apports nutritionnels recommandés) de 0,8 g par kg de poids corporel. Vos besoins peuvent varier en fonction de vos objectifs de forme et de votre niveau d'exercice.

Les protéines contribuent à la perte de poids en réduisant la consommation de calories, en augmentant la satiété et en accélérant le métabolisme.

Une consommation accrue de protéines favorise souvent la croissance musculaire lorsqu'elle est associée à un entraînement en résistance. Les muscles brûlent plus de calories que les graisses, de sorte que l'augmentation de la masse musculaire améliore le métabolisme.

Selon un rapport récent, le fait d'avoir plus de force dans les jambes aide les hommes en bonne santé à perdre la graisse du ventre.

La liste d'aliments du jeûne intermittent pour les protéines comprend :

- Fruits de mer
- Œufs
- Les produits laitiers, par exemple, le yaourt, le fromage et le lait.
- Haricots et légumineuses
- Graines et noix
- Céréales complètes
- Soja

Pour les glucides

Les glucides peuvent représenter 45 à 65 % de l'apport calorique quotidien, selon les directives diététiques américaines.

Les glucides constituent la principale source d'énergie de l'organisme. Les protéines et les graisses sont les deux autres. Les glucides se présentent sous plusieurs formes. Le blé, l'amidon et le sucre sont les plus connus.

Les glucides ont la réputation négative de favoriser la prise de poids. D'un autre côté, les glucides ne sont pas nécessairement égaux, et ils ne font pas toujours grossir.

Le type et la quantité de glucides que vous consommez déterminent si vous prenez du poids ou non.

Veillez à consommer des régimes riches en fibres et en amidon mais pauvres en sucre.

Selon un rapport de 2015, la consommation de 30 g de bière par jour vous aidera à perdre du poids, à augmenter votre taux de glycémie et à réduire votre pression artérielle.

La liste des aliments du jeûne intermittent pour les glucides comprend :

- Betteraves rouges
- Patates douces
- Avoine
- Quinoa
- Riz brun
- Mangues
- Bananes
- Baies
- Pommes
- Poires
- Haricots rouges
- Carottes
- Avocat
- Choux de Bruxelles
- Brocoli
- Graines de chia
- Amandes
- Pois chiches

Pour les graisses

Les graisses doivent représenter 20 % à 35 % des calories quotidiennes, conformément aux Dietary Guidelines for Americans de 2015 à 2020. Les graisses saturées ne permettent pas d'atteindre plus de 10 % des calories quotidiennes.

Selon la forme de la graisse, elle peut être bonne, mauvaise ou se situer entre les deux.

Les graisses trans, par exemple, augmentent l'ammation, font baisser le taux de "bon" cholestérol et augmentent le taux de "mauvais" cholestérol. Les aliments cuits et les produits de boulangerie en contiennent.

Les graisses saturées ont été associées à un risque accru d'insuffisance cardiaque. Les experts, en revanche, ont des points de vue divergents à ce sujet. Il est prudent de les consommer avec modération. Les graisses saturées sont abondantes dans le lait entier, la viande rouge, l'huile de noix de coco et les produits de boulangerie.

Les graisses polyinsaturées et mono insaturées sont des exemples de graisses saines. Il a été démontré que ces graisses diminuent le risque d'insuffisance cardiaque, réduisent la pression sanguine et abaissent le taux de lipides dans le sang.

Ces graisses sont abondantes dans l'huile d'arachide, l'huile d'olive, l'huile de tournesol, l'huile de canola, l'huile de carthame et l'huile de soja.

La liste des aliments du jeûne intermittent pour les graisses comprend :

- Noix
- Avocats
- Œufs entiers
- Fromage
- Graines de chia
- Chocolat noir
- Yogourt entier
- Huile d'olive extra vierge

Promouvoir la santé intestinale

La santé intestinale est liée à la santé physique, selon un nombre croissant de preuves. Le micro biote est un ensemble de milliards de bactéries qui vivent dans votre estomac.

L'hygiène intestinale, le métabolisme et la santé émotionnelle sont tous affectés par ces microbes. Ils peuvent également être essentiels dans le traitement d'une variété de maladies chroniques.

Par conséquent, vous devez garder un œil sur ces sales bestioles dans l'estomac, en particulier si vous pratiquez le jeûne intermittent.

La liste d'aliments JI pour un intestin normal et sain comprend :

- Légumes fermentés
- Tous les légumes
- Kombuch
- Tempeh

- Kimchi
- Choucroute
- Miso

Afin de maintenir l'intestin en bonne santé, les aliments mentionnés ci-dessus peuvent également vous aider à perdre du poids :

- Augmentation de l'excrétion des graisses ingérées par les selles.
- Réduire l'absorption des graisses de votre intestin.
- Réduire l'apport alimentaire.

Pour l'hydratation

Les critères habituels, selon les Académies nationales des médicaments, de l'ingénierie et des sciences, sont les suivants :
Pour les adultes, 15,5 tasses (3,7 l) sont suffisantes.
Pour les dames, 11,5 tasses (2,7 l) conviennent.
L'eau, ainsi que les aliments et les boissons contenant de l'eau, sont considérés comme des fluides.
Il est important de rester hydraté pendant le jeûne intermittent pour votre bien-être. Les maux de tête, la grande fatigue et le brouillard cérébral sont tous des symptômes de déshydratation. Si vous souffrez toujours de ces effets indésirables du jeûne, la déshydratation les aggravera, voire les rendra mortels.
La liste des aliments JI pour l'hydratation comprend :

- Eau pétillante
- Eau

- Pastèque
- Fraises
- Thé ou café noir
- Pêches
- Cantaloup
- Lait écrémé
- Yaourt nature
- Oranges
- Concombre
- Laitue
- Tomates
- Céleri

Boire beaucoup d'eau peut également favoriser la perte de poids. Une étude de 2016 montre qu'une bonne hydratation peut vous aider à perdre du poids :

- Augmenter la combustion des graisses.
- Diminution de la prise alimentaire ou de l'appétit.

Les aliments à éviter de la liste des aliments JI

- Graisses trans
- Aliments transformés
- Barres chocolatées
- Boissons sucrées
- Boissons alcoolisées
- Viande transformée

Choses à faire en utilisant le jeûne intermittent pour des régimes spécifiques

Certaines personnes affirment que le fait de mélanger le jeûne intermittent à d'autres régimes, comme le régime cétogène ou le régime végétarien, peut les aider à perdre du poids plus rapidement. Toutefois, la question de savoir si c'est le cas ou non est également sujette à débat.

Si vous voulez envisager de combiner le jeûne intermittent et le régime céto ? Considérez les aliments suivants dans votre liste de repas pour le jeûne intermittent, riches en graisses et pauvres en glucides :

Pour les graisses (75 % des calories quotidiennes)

- Noix
- Avocats
- Œufs entiers
- Fromage
- Graines de chia
- Chocolat noir
- Yogourt entier
- Huile d'olive extra vierge

Pour les protéines (20 % des calories quotidiennes)

- Fruits de mer
- Œufs
- Les produits laitiers, par exemple, le yaourt, le fromage et le lait.

- Haricots et légumineuses
- Graines et noix
- Céréales complètes
- Soja

Pour les glucides (5 % des calories quotidiennes)

- Betteraves rouges
- Patates douces
- Avoine
- Riz brun
- Quinoa

La liste des aliments pour le régime végétarien JI peut inclure :

Pour les protéines

- Graines et noix
- Céréales complètes
- Les produits laitiers, par exemple, le yaourt, le fromage et le lait.
- Soja
- Haricots et légumineuses

Pour les glucides

- Betteraves rouges
- Patates douces
- Quinoa
- Riz brun

- Avoine
- Mangues
- Bananes
- Pommes
- Haricots rouges
- Baies
- Poires
- Carottes
- Brocoli
- Avocat
- Amandes
- Choux de Bruxelles
- Pois chiches
- Graine de chia

Pour les graisses

- Noix
- Avocats
- Chocolat noir
- Fromage

3.5 Les astuces du jeûne intermittent qui sont à la fois simples et efficaces

Il n'y a jamais eu de modèle d'alimentation aussi cohérent au cours des dernières années, ce qui a profité à tant de personnes. Il y a beaucoup d'excitation autour de lui.

Ses avantages pour notre bien-être sont indéniables.

Il est largement utilisé pour aider les gens à perdre du poids. L'explication en est simple : vous manquez un repas par jour, qui est généralement le petit-déjeuner.

Il en résulte une réduction de 600 à 800 calories. Il peut s'agir d'un moyen important de perdre du poids lorsqu'il est associé à un plus grand nombre d'exercices et d'activités.

L'avantage est qu'il ne s'agit pas d'un régime typique dans lequel vous consommeriez moins afin de réduire votre poids.

Vous vous concentrez sur le fait de ne pas consommer pendant une période donnée et de boire de l'eau à la place.

Cela accélère le processus de combustion des graisses dans votre corps. Votre corps reçoit le message : Il n'y a pas de nourriture, je vais donc devoir dépendre de mes réserves de graisse pour avoir de l'énergie.

De plus, il est plus difficile de consommer plus de calories que vous n'en dépensez en un court laps de temps que de manger toute la journée.

La baisse du taux de sucre dans le sang, la diminution de la pression artérielle, la réduction de l'inflammation, une meilleure réponse à l'insuline et l'autophagie sont d'autres avantages.

L'autophagie est en effet un processus évolutif de récupération cellulaire que l'organisme déclenche après 10 à 12 heures de jeûne et qui peut durer jusqu'à 16 heures.

Des scientifiques ont récemment découvert cette influence. Ils pensent qu'il s'agit de l'un des avantages les plus importants du jeûne intermittent qui, associé à un mode de vie plus sain, augmentera considérablement votre espérance de vie.

Pourquoi le jeûne est-il utile à la santé ?

Nos ancêtres de l'âge de pierre n'avaient pas le même accès aux calories qu'aujourd'hui.

Ils ne pouvaient pas acheter de la nourriture au magasin. Ils ne pouvaient pas aller dans un drive-in McDonald's et acheter des hamburgers et du coca XXL et avoir quelque chose de comestible en deux minutes. Il y a eu des moments où il y avait de quoi manger pendant des jours et des jours.

Ils allaient chasser, tuaient un animal, et nourrissaient le reste de leur tribu. La chasse a été fructueuse à l'occasion, mais pas toujours.

Dans la défaite, la nature humaine a dû trouver un moyen de fournir un soutien énergétique au corps.

En conséquence, il a accumulé des dépôts de graisse comme tampons pour les périodes de famine.

Ils ont été créés pour fournir une alimentation au corps lorsqu'il n'y avait pas de nourriture accessible.

Être un peu grassouillet était essentiel à l'existence de notre espèce. La race humaine n'aurait pas pu survivre si les hommes de l'âge de pierre étaient devenus aussi musclés et forts que les culturistes athlétiques. Il n'y aurait pas eu de dépôts de graisse dans lesquels puiser en période de sécheresse.

Quelle est votre motivation pour le jeûne ?

Nous tenons à préciser d'emblée que le développement de cette habitude peut être difficile.

De nombreuses personnes veulent tenter leur chance, mais elles ont du mal à établir un nouveau programme. Si vous souhaitez récolter les fruits du jeûne intermittent, vous pouvez exceller et trouver cette tâche très simple.

Cependant, vous devez être certain du POURQUOI.

- Qu'est-ce qui vous motive à le faire ?
- Si vous voulez perdre du poids ?
- Voulez-vous être plus énergique et moins fatigué dans la journée ?
- Qu'est-ce qui vous pousse à faire ce que vous faites ?

Il est préférable de l'écrire et de l'afficher dans un endroit où vous l'utiliserez souvent, par exemple sur votre lieu de travail.

Il peut être difficile de changer ses habitudes alimentaires, surtout si l'on est habitué à un appétit vorace. Cependant, c'est probable, et une fois introduit, vous pourrez constater une différence.

Le jeûne 16:8, qui implique 16 heures de non-consommation et une fenêtre d'alimentation de 8 heures, est le plus courant. Nous avons découvert quelques astuces qui peuvent vous aider à traverser le jeûne de 16 heures avec une perte d'énergie et une faim minimale.

Le corps humain est un mécanisme de survie qui peut passer des jours sans manger jusqu'à ce qu'il souffre d'anorexie.

Le jeûne intermittent peut être organisé de différentes manières :

Vous pourriez déjeuner à midi et dîner à 20 heures. C'est l'édition la plus utilisée.

D'autres le font de 7 heures à 15 heures ; ils ne consomment rien avant d'aller se coucher.

Le premier choix est plus préférable. C'est vous qui décidez.

Les cinq conseils suivants sont axés sur la variante qui consiste à commencer à manger l'après-midi. Commencez lentement.

Vous n'avez pas besoin d'y plonger votre visage tout de suite. Il n'y a pas besoin de se précipiter.

La JI n'est pas aussi simple qu'il n'y paraît, et rien d'utile ne vient facilement.

Il faut du temps pour s'y habituer, comme pour toute autre habitude. Laissez le corps s'adapter à la dernière période d'alimentation pendant au moins 20 à 30 jours.

Si vous êtes une personne disciplinée à la recherche d'une nouvelle tâche, commencer tout de suite le jeûne 16:8 peut être une bonne idée. Cependant, pour la grande majorité des gens, il est préférable de commencer lentement.

Un jeûne de 12 heures doit être envisagé en premier lieu, surtout si vous avez l'habitude de manger du réveil au coucher. Au début, le risque de ressentir des fringales et de revenir à vos anciennes habitudes est élevé.

Augmentez lentement mais sûrement votre temps de jeûne, une heure après l'autre, jusqu'à atteindre 16 heures.

Lorsque vous aurez passé 16 heures sans manger, offrez-vous l'un de vos repas les plus délicieux. Tenez bon pendant au moins 3 à 4 semaines, car il vous sera plus difficile de revenir à vos anciennes habitudes.

En quelques jours, vous constaterez des changements d'apparence, de perception de l'anxiété, de tranquillité, un appétit moins vorace et quelques kilos en moins sur la balance.

- **Une tasse de café noir**

Le café peut être un outil puissant. Il ne contient aucune calorie et vous aidera dans votre quête de la minceur s'il est consommé sans lait ni sucre. Les scientifiques ont découvert que boire du café de qualité supérieure, noir et sans aucun produit chimique, a des effets brûleurs de graisse. La caféine alerte le cerveau sur le fait qu'il est complet. Elle est souvent prescrite à cette fin pendant les régimes amaigrissants.

Si vous voulez aider votre jeûne intermittent, buvez 2 à 3 tasses de café. La première le matin, puis la deuxième et la troisième en milieu de matinée.

Le thé peut être substitué si vous ne pouvez pas le boire sans lait. Il a un effet similaire à celui du café, mais sans les calories.

- **Assurez-vous que vous consommez beaucoup d'eau**

C'est l'un des moyens les plus efficaces de rester sur la voie du jeûne.

Boire plusieurs tasses d'eau avant le premier repas de la journée entraîne une accumulation de poids sur les parois de l'estomac, ce qui indique une saturation.

Et si vous ne faites pas de jeûne intermittent, vous pouvez boire un grand verre d'eau dès le matin. Comme on ne consomme pas pendant 8 heures et qu'on transpire le plus, le corps est composé à 70 % d'eau et a besoin d'être hydraté.

- **Les aliments qui sont riches en protéines**

Les aliments à forte teneur en glucides vous donneront rapidement faim.

Comme le pic d'insuline peut chuter plus rapidement si le repas contient moins de protéines, les crises de faim voraces sont plus susceptibles de se produire.

Les protéines sont responsables de la saturation de l'organisme, de la construction du système musculaire et du maintien d'un système immunitaire sain.

Lorsque vous faites un jeûne de 16 heures, essayez d'éviter autant que possible les aliments riches en glucides et en sucres. Consommez plutôt une tonne de repas riches en protéines, qui peuvent vous donner moins faim et vous offrir plus d'endurance.

- **Huile d'olive**

Vous ne devez jamais négliger son importance, et vous devez avoir les bonnes graisses dans votre alimentation si vous voulez perdre du poids.

Ils jouent un rôle important dans la production d'hormones et le bien-être général.

Les personnes qui ne consomment pas beaucoup d'aliments nutritifs riches en graisses, comme l'huile de lin et d'olive, les fruits de mer, les noix, etc., sont plus susceptibles d'avoir des problèmes hormonaux et de développer diverses maladies.

L'huile d'olive est réputée pour ses nombreux bienfaits pour la santé, notamment la réduction de la glycémie.

Vous pouvez avoir moins faim le matin si vous en consommez 20 à 30ml. Vous pouvez en arroser vos repas, vos salades, ou même la consommer à la cuillère.

Le jeûne est devenu très courant ces dernières années, et ses avantages pour la santé sont largement sous-estimés.

Il est ironique de constater que, pendant la majeure partie de sa vie, le corps humain a été habitué à jeûner en permanence. Le nouveau secteur alimentaire cherche à nous dire le contraire afin d'augmenter les recettes des détaillants.

Les grandes entreprises alimentaires, telles que Nestlé, veulent que nous consommions le plus possible chaque jour et le plus longtemps possible.

Le petit-déjeuner est le repas essentiel de la journée, et des phrases similaires sont utilisées pour nous persuader que manger après s'être levé est essentiel.

Nous ne sommes pas là pour juger le petit-déjeuner ou un autre repas, et nous sommes conscients que des recherches ont prouvé que prendre un petit-déjeuner équilibré et nutritif vous aidera à bien commencer la journée.

Mais ce n'est pas le cas tous les jours.

Il y a des occasions où un jeûne est indispensable.

Gardez à l'esprit que la rupture du jeûne fait référence à l'acte de rompre le jeûne.

Nos ancêtres de l'âge de pierre ne prenaient pas de petit-déjeuner et semblaient très bien survivre. Depuis lors, nos processus digestifs sont également restés inchangés. Nous avons seulement évolué vers un environnement où la nourriture est accessible 24 heures sur 24, sept jours sur sept.

Que vous choisissiez de vous débarrasser de quelques kilos ou que vous soyez prêt à entreprendre la tâche de changer de routine, vous devriez recommander d'essayer le jeûne grâce aux conseils de ce livre.

Chapitre 4 : Les trois programmes de jeûne intermittent

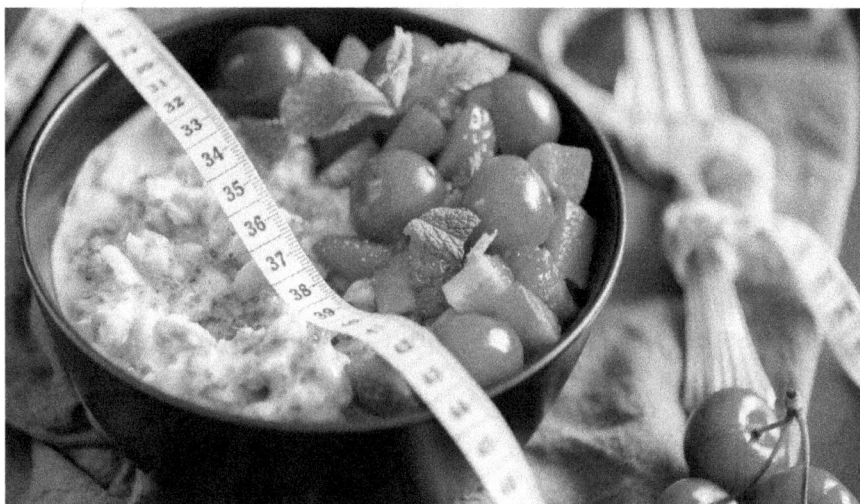

Le jeûne intermittent est un mouvement de santé courant depuis quelques années. On dit qu'il aide les gens à perdre du poids, à stimuler leur métabolisme et peut-être même à vivre plus longtemps.

Cette tendance alimentaire peut être abordée de différentes manières.

Toute stratégie a le potentiel de réussir, mais déterminer celle qui vous convient le mieux est une décision personnelle.

Le jeûne intermittent peut être pratiqué sous six formes différentes.

4.1 La méthode 16/8

THE 16/8 METHOD

	DAY 1	DAY 2	DAY 3	DAY 4	DAY 5	DAY 6	DAY 7
Midnight 4 AM 8 AM	FAST	FAST	FAST	FAST	FAST	FAST	FAST
12 PM	First meal	First meal	First meal	First meal	First meal	First meal	First meal
4 PM	Last meal by 8pm	Last meal by 8pm	Last meal by 8pm	Last meal by 8pm	Last meal by 8pm	Last meal by 8pm	Last meal by 8pm
8 PM Midnight	FAST	FAST	FAST	FAST	FAST	FAST	FAST

Le processus 16/8 consiste à jeûner pendant 14 à 16 heures par jour et à limiter votre fenêtre d'alimentation à 8 à 10 heures.

Vous pouvez consommer deux, trois, voire quatre repas pendant la période d'alimentation.

Le gourou du fitness Martin Berkhan a popularisé cette forme, qui est également reconnue comme le protocole Lean gains.

Il suffit de ne rien consommer après le dîner et de sauter le petit-déjcuner pour suivre ce processus de jeûne.

Si vous prenez votre dernier repas à 20 heures et ne mangez pas avant midi le lendemain, vous aurez jeûné pendant 16 heures.

Il est généralement conseillé aux femmes de ne jeûner que pendant 14 à 15 heures, car elles ont tendance à avoir de bons résultats avec des jeûnes plus courts.

Cette approche peut être difficile à accepter au début pour les personnes qui ont faim le matin et aiment prendre un petit-déjeuner. En revanche, de nombreuses personnes qui sautent le petit-déjeuner se nourrissent de cette manière de manière instinctive.

Vous pouvez boire du café, de l'eau et d'autres boissons à faible teneur en calories pendant le jeûne, ce qui vous permet d'avoir moins faim.

Il est important de se concentrer sur la consommation d'aliments nutritifs tout au long de votre période d'alimentation. Si vous mangez beaucoup de fast-foods ou si vous consommez un nombre malsain de calories, cette approche n'aboutira pas.

Résumé de l'approche 16/8 :

Les hommes jeûnent pendant 16 heures, et les femmes pendant 14 à 15 heures par jour. Vous limiterez votre alimentation à une période de huit à dix heures par jour, au cours de laquelle vous prendrez deux repas.

Trois repas ou plus sont recommandés.

4.2 Le régime 5:2

THE 5:2 DIET

DAY 1	DAY 2	DAY 3	DAY 4	DAY 5	DAY 6	DAY 7
Eats normally	Women: 500 calories Men: 600 calories	Eats normally	Eats normally	Women: 500 calories Men: 600 calories	Eats normally	Eats normally

Le régime 5:2 consiste à manger régulièrement cinq jours par semaine et à limiter sa consommation de calories à 500 ou 600 calories les deux autres jours.

Michael Mosley, un journaliste britannique, a popularisé ce régime, également connu sous le nom de régime rapide.

Les jours de jeûne, les femmes doivent consommer 500 calories et les hommes 600 calories.

Vous pouvez, par exemple, manger régulièrement tous les jours sauf le jeudi et le lundi. Vous consommez deux petits repas de 250 calories chacun pour les femmes et de 300 calories chacun pour les hommes pendant ces deux jours.

Aucun essai n'évalue le régime 5:2 lui-même, comme le soulignent à juste titre les opposants, mais il existe de nombreuses études sur les avantages du jeûne intermittent.

Résumé de l'approche du régime 5:2 :

Le régime consiste à consommer 500 à 600 calories deux jours par semaine

Les cinq autres jours sont généralement libres.

4.3 Mangez Stop Mangez

EAT-STOP-EAT

DAY 1	DAY 2	DAY 3	DAY 4	DAY 5	DAY 6	DAY 7
Eats normally	24-hour fast	Eats normally	Eats normally	24-hour fast	Eats normally	Eats normally

Une ou deux fois par semaine, Eat Stop Eat exige un jeûne de 24 heures.

Le spécialiste du fitness Brad Pilon a popularisé cette forme, qui est très courante depuis quelques années.

Cela conduit à un jeûne parfait de 24 heures si vous jeûnez du dîner d'un jour au dîner du lendemain.

Vous avez fait un jeûne parfait de 24 heures si vous terminez le dîner à 19 heures le lundi et ne vous alimentez plus avant le dîner de 19 heures le mardi. Le résultat est le même si vous jeûnez du déjeuner au déjeuner ou du petit-déjeuner au petit-déjeuner.

Pendant le jeûne, les liquides tels que le café, l'eau et d'autres boissons hypocaloriques sont tolérés, mais pas les aliments solides.

Vous devez suivre un régime alimentaire normal pendant les cycles d'alimentation pendant que vous essayez de perdre du poids. En d'autres termes, vous pouvez consommer autant que vous le feriez si vous ne jeûniez pas du tout.

Un jeûne complet de 24 heures peut être difficile pour certaines personnes, ce qui constitue un inconvénient possible de cette approche. Il n'est cependant pas nécessaire de se lancer tout de suite. C'est parfait, pour commencer, 14 à 16 heures et augmenter progressivement.

Résumé de l'approche Eat Stop Eat :

Un programme JI avec 1 ou 2 jeûnes de 24 heures par semaine.

4.4 Le jeûne d'un jour sur deux

ALTERNATE-DAY FASTING

DAY 1	DAY 2	DAY 3	DAY 4	DAY 5	DAY 6	DAY 7
Eats normally	24-hour fast OR Eat only a few hundred calories	Eats normally	24-hour fast OR Eat only a few hundred calories	Eats normally	24-hour fast OR Eat only a few hundred calories	Eats normally

Vous jeûnez tous les jours en pratiquant le jeûne alterné.

Cette approche se décline sous différentes formes. Pendant les jours de jeûne, certaines d'entre elles apportent environ 500 calories.

Cette technique a été utilisée dans plusieurs des essais en éprouvette qui ont montré les effets du jeûne intermittent sur la santé.

Un jeûne complet n'importe quel autre jour peut sembler excessif, c'est pourquoi il n'est pas conseillé aux débutants.

Cette approche peut vous amener à vous coucher affamé plusieurs fois par semaine, ce qui est désagréable et peu susceptible d'être durable à long terme.

Résumé de l'approche du jeûne en jours alternés :

Il vous fait jeûner tous les jours, soit en ne consommant rien, soit en ne mangeant que quelques centaines de calories par jour.

4.5 Le régime du guerrier

	DAY 1	DAY 2	DAY 3	DAY 4	DAY 5	DAY 6	DAY 7
THE WARRIOR DIET							
Midnight							
4 AM	Eating only small amounts of vegetables and fruits	Eating only small amounts of vegetables and fruits	Eating only small amounts of vegetables and fruits	Eating only small amounts of vegetables and fruits	Eating only small amounts of vegetables and fruits	Eating only small amounts of vegetables and fruits	Eating only small amounts of vegetables and fruits
8 AM							
12 PM							
4 PM	Large meal	Large meal	Large meal	Large meal	Large meal	Large meal	Large meal
8 PM							
Midnight							

Ori Hofmekler a popularisé le régime du guerrier.

Dans ce régime, vous ne consommez que des légumes et des fruits au déjeuner et au dîner.

Il suffit de jeûner toute la journée et de se nourrir dans un délai de quatre heures.

Le Warrior Diet a été l'un des premiers régimes JI à connaître le succès.

Ce mode de vie repose sur les mêmes principes que le régime paléo - principalement des ingrédients entiers et non transformés.

Résumé de l'approche de la diète du guerrier :

Le régime Warrior recommande de consommer quelques petites portions de fruits et légumes par jour, puis un gros repas chaque soir.

4.6 Saut de repas spontané

SPONTANEOUS MEAL SKIPPING						
DAY 1	DAY 2	DAY 3	DAY 4	DAY 5	DAY 6	DAY 7
Breakfast	Skipped Meal	Breakfast	Breakfast	Breakfast	Breakfast	Breakfast
Lunch	Lunch	Lunch	Lunch	Lunch	Lunch	Lunch
Dinner	Dinner	Dinner	Dinner	Skipped Meal	Dinner	Dinner

Il n'est pas nécessaire de suivre un régime formel de jeûne intermittent pour profiter de ses bienfaits. On peut aussi choisir de rester un jour ou deux sans manger, par exemple lorsqu'on est occupé et qu'on ne veut pas se nourrir.

L'idée selon laquelle les gens doivent se nourrir toutes les quelques heures pour éviter d'avoir faim ou de perdre du muscle n'a pas beaucoup de validité. Vous pouvez passer de longues périodes sans manger sans que le corps n'en souffre.

Si vous n'avez pas très faim ce jour-là, prenez un bon petit-déjeuner mais un déjeuner et un dîner légers. Si vous allez sortir et que vous n'avez pas quelque chose que vous aimez consommer, prenez un petit repas ou pas de repas du tout.

Il s'agit essentiellement d'un jeûne intermittent, que vous ne manquiez qu'un ou deux repas.

Veillez à consommer des aliments nutritifs à d'autres occasions par jour.

Résumé de l'approche du saut de repas spontané :

Une alternative à l'approche traditionnelle du jeûne intermittent consiste à sauter un ou deux repas lorsque vous n'avez pas faim ou que vous n'en avez pas l'occasion.

Veuillez noter

Bien que le jeûne intermittent puisse être un outil efficace pour perdre du poids, certaines personnes pensent qu'il n'est pas efficace pour les femmes. Les personnes qui ont des troubles alimentaires ou qui y sont prédisposées devraient l'éviter.

Si vous voulez tenter votre chance, choisissez soigneusement votre régime alimentaire. Vous ne pouvez pas vous permettre de consommer des aliments malsains pendant vos périodes de consommation, et espérer obtenir des résultats sains.

Chapitre 5 : Comment élaborer un programme de jeûne approprié ?

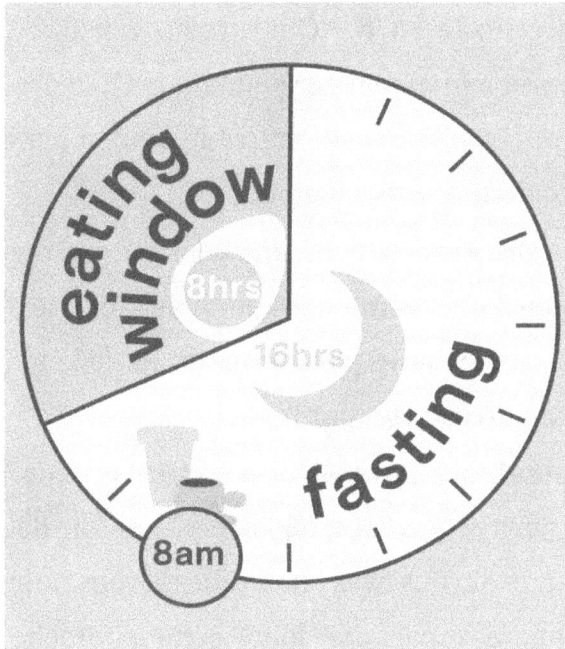

5.1 La façon la plus simple de commencer le jeûne intermittent

Le moyen le plus simple de vous faire démarrer le jeûne intermittent du bon pied et d'éviter les erreurs est d'insister sur l'importance de consommer des aliments complets et propres pendant le jeûne.

Mais tout d'abord, examinons les différentes formes de jeûne afin que vous puissiez déterminer celle qui vous convient le mieux. C'est crucial, comme vous le savez. Choisissez la stratégie qui, selon vous, vous donnera les meilleurs résultats et lancez-vous. Les deux choix sont viables, en fonction du mode de vie et des objectifs finaux. Commençons :

- **La méthode 16/8 :** Qui consiste à jeûner pendant 16 heures et à bien manger pendant les 8 heures restantes. Rompre le jeûne à 12 heures le lendemain après avoir pris le dernier repas à 20 heures.

- **La technique 5/2 :** Vous consommez régulièrement cinq jours de la semaine et ne choisissez que des repas de 500 à 600 calories par jour pour les deux jours restants (250 à 300 calories par repas).

- **La stratégie Stop-Mange-Stop :** Dans ce régime, vous jeûnez pendant 24 heures une ou deux fois par semaine. Si vous avez l'habitude de vous nourrir de trois ou quatre repas par jour, cette approche peut être intimidante à adopter au début.

- **La méthode des jours alternés :** La règle de cette méthode est de se nourrir un jour sur deux. Il est normal de consommer 500 cal les jours de jeûne et de consommer ce que vous voulez les jours sans jeûne.

- **Le processus de saut de repas aléatoire :** Cette méthode JI consiste à sauter des repas lorsque cela est nécessaire. Vous en tirerez profit même s'il ne s'agit pas d'un système régiment.

5.2 Avantages du jeûne intermittent

Il est important de prendre en compte l'impact d'un régime de jeûne sur votre corps afin de rester dans la course et d'atteindre vos objectifs. Savoir à quoi s'attendre vous aidera à rester motivé pendant que vous vous adaptez à l'JI.

- Puisque vous ne mangez pas pour augmenter le taux de glucose dans le sang, le jeûne intermittent réduit le taux d'insuline. Par conséquent, le corps puise ses nutriments dans les réserves de graisse.

- L'amélioration de l'irrigation sanguine du cerveau augmente l'acuité neurologique et émotionnelle.

- Les niveaux d'énergie augmenteraient.

- Les niveaux d'hormone de croissance humaine augmentent, ce qui a un impact bénéfique sur la croissance de la masse musculaire et la densité osseuse.

- Lorsque les cellules âgées meurent, elles sont réparées et remplacées.

- Les reins contribuent à réduire la pression artérielle en éliminant le sel et l'eau en excès. Cela contribue également à la réduction de l'inflammation dans le corps.

- La quantité de mauvais cholestérol (LDL) diminue, tandis que la quantité de bon cholestérol (HDL) augmente.

5.3 Les erreurs et les moyens de les éviter

- **S'en sortir rapidement avec le jeûne intermittent**

L'une des plus grandes erreurs que vous pouvez commettre est de commencer si vite. Vous vous exposez à l'échec si vous vous lancez dans l'JI sans y aller doucement. Il peut être difficile de passer de la consommation de trois repas normaux ou de six petits repas par jour à une consommation dans un intervalle de quatre heures, par exemple.

Au lieu de cela, introduisez éventuellement le jeûne. Si vous choisissez d'utiliser le processus 16/8, augmentez progressivement la période entre les repas de façon à pouvoir fonctionner facilement en 12 heures. Puis, pour ramener la fenêtre à 8 heures, ajoutez quelques minutes par jour avant d'y arriver.

- **Choisir le mauvais plan de jeûne intermittent**

Vous avez acheté des aliments complets comme du poisson et de la volaille, des fruits et des légumes, et des accompagnements nutritifs comme des légumineuses et du quinoa, et vous êtes prêt à pratiquer le jeûne intermittent pour perdre du poids. Le problème est que vous n'avez pas choisi la stratégie de jeûne intermittent qui vous permettra d'être performant. Si vous allez au gymnase six jours par semaine, le jeûne absolu pendant deux de ces jours n'est peut-être pas la meilleure option pour vous.

Plutôt que de vous lancer dans une stratégie sans vous en soucier, examinez votre mode de vie et choisissez le plan qui correspond le mieux à votre routine et à vos comportements.

- **Manger excessivement pendant la période de jeûne**

Le raccourcissement de la période de consommation nécessite de manger moins de calories, ce qui est l'une des raisons pour lesquelles les individus souhaitent pratiquer le jeûne intermittent. D'un autre côté, certaines personnes peuvent consommer leur nombre habituel de calories pendant la période de jeûne. Il est possible que vous ne perdiez pas de poids à cause de cela.

Ne consommez pas l'apport calorique quotidien de 2000 cal dans le créneau. Visez plutôt un apport calorique de 1200 - 1500 cal pendant la période où vous rompez le jeûne. Si vous jeûnez pendant quatre, six ou huit heures, le nombre de repas que vous consommez peut-être déterminé par la durée de la fenêtre de jeûne. Si vous vous trouvez dans un état de famine et que vous avez besoin de vous nourrir, repensez au régime que vous souhaitez suivre, ou prenez un jour de congé de la JI pour vous concentrer, puis remettez-vous en route.

- **Dans la fenêtre de jeûne, manger les mauvais aliments**

La suralimentation va de pair avec l'erreur du jeûne intermittent qui consiste à consommer les mauvaises choses. Vous ne vous sentirez pas bien si vous avez un temps de jeûne de six heures et que vous le remplissez d'aliments transformés, salés ou sucrés.

Les piliers de votre régime sont les viandes maigres, les bonnes graisses, les amandes, les légumineuses, les céréales non transformées et les fruits et légumes sains. De plus, pendant que vous ne jeûnez pas, gardez en tête quelques idées d'aliments sains :

Plutôt que de manger dans un pub, cuisinez et mangez à la maison.

Lisez les étiquettes des produits alimentaires et renseignez-vous sur les additifs, notamment le sirop de maïs à haute teneur en fructose et l'huile de palme raffinée qui ne sont pas autorisés.

Faites attention aux sucres cachés et limitez votre consommation de sodium.

Au lieu d'ingrédients raffinés, préparez des aliments complets.

Les fibres, les glucides et les lipides équilibrés, ainsi que les protéines maigres peuvent tous être présents dans votre assiette.

- **Limitation des calories pendant la période de jeûne**

Et il existe un phénomène tel que la restriction calorique excessive. Il n'est pas prudent de manger moins de 1200 calories pendant votre période de jeûne. Non seulement cela, mais cela a le potentiel de ralentir votre taux métabolique. Si vous retardez votre métabolisme aussi longtemps, vous commencerez à perdre de la masse musculaire au lieu d'en gagner.

Pour ne plus commettre cette erreur, planifiez vos repas de la semaine à venir pendant le week-end. Vous aurez ainsi des repas équilibrés et nutritifs à portée de main en un rien de temps. Au moment de manger, vous pourrez choisir parmi diverses options bonnes, savoureuses et équilibrées en calories.

- **Rompre le jeûne intermittent sans s'en rendre compte**

Il est nécessaire d'être conscient des briseurs de jeûne secrets. Saviez-vous que même la saveur du sucre fait que le cerveau libère de l'insuline ? Cela déclenche la libération d'insuline, ce qui rompt essentiellement le jeûne. Voici quelques aliments, suppléments et articles inattendus qui peuvent interrompre un jeûne et déclencher une réponse insulinique :

1. Suppléments contenant de la pectine et de la malt dextrine ainsi que d'autres additifs.
2. Le sucre et la graisse sont utilisés dans les suppléments tels que les vitamines en forme d'ours en gélatine.
3. Utilisation de bains de bouche et de dentifrices contenant du xylitol comme édulcorant.
4. Le sucre peut être utilisé dans l'emballage des analgésiques comme l'Advil.

La rupture du jeûne est une erreur courante du jeûne intermittent. Lorsque vous ne vous nourrissez pas, nettoyez vos dents avec un mélange de bicarbonate de soude et d'eau, et examinez attentivement les étiquettes avant de consommer des suppléments et des vitamines.

- **Boire de manière insuffisante pendant le jeûne intermittent**

La JI nécessite que vous restiez hydraté. Gardez à l'esprit que le corps n'absorbe pas l'eau qu'il absorbe normalement avec les aliments. Par conséquent, si vous n'êtes pas patient, les effets secondaires peuvent vous déstabiliser. Si vous vous encouragez à vous déshydrater, vous pouvez avoir des nausées, des crampes musculaires et une faim extrême.

Il faut également prévoir de suivre la journée pour éviter cette erreur et éviter des signes désagréables comme des crampes et des maux de tête :

1. Eau
2. 2 cuillères à soupe de vinaigre de cidre de pomme et d'eau (cela pourrait même couper votre faim)
3. Une tasse de café noir
4. Thé vert, thé noir, tisane, thé oolong

- **Lorsqu'ils pratiquent le jeûne intermittent, les gens ne font pas vraiment d'exercice.**

Certaines personnes supposent qu'elles ne peuvent pas faire d'exercice pendant une période d'JI alors que c'est la circonstance parfaite. L'exercice vous fait brûler les graisses accumulées dans votre corps. De plus, lorsque vous faites de l'exercice, le taux d'hormone de croissance humaine augmente, ce qui favorise la croissance musculaire. Il y a cependant certaines directives à respecter pour tirer le meilleur parti des séances d'entraînement.

Gardez les points suivants à l'esprit pour obtenir le maximum de résultats de vos efforts :

1. Faites coïncider vos séances d'entraînement avec les heures de repas et ne consommez des glucides et des protéines nutritifs que dans les trente minutes qui suivent la fin de votre séance.
2. Si l'entraînement est intense, veillez à vous alimenter avant pour reconstituer les réserves de glycogène.
3. Concentrez l'entraînement sur la méthode de jeûne ; si vous jeûnez pendant 24 heures, ne faites pas d'exercice intense tous les jours.

4. Pendant le martinet, et surtout pendant l'exercice, restez hydraté.

5. Prêtez attention aux signaux du corps ; si vous commencez à vous sentir fatigué ou étourdi, reposez-vous ou arrêtez l'exercice.

- **Devenir si dur envers soi-même pendant le jeûne par intermittence si l'on dérape**

Un faux pas n'est pas synonyme de perte ! Il y aura des jours où le régime JI sera particulièrement difficile et où vous ne penserez pas être capable de tenir le rythme. Il est parfaitement acceptable de faire une pause si nécessaire. Réservez un jour pour vous recentrer. Respectez le plan alimentaire équilibré, mais laissez-vous tenter par des surprises comme un incroyable smoothie protéiné ou une assiette de brocolis et de bœuf nutritifs le lendemain.

Ne tombez pas dans le piège de voir le jeûne intermittent prendre le dessus sur votre vie entière. Considérez-le comme une partie de votre bonne routine, mais n'oubliez pas de prendre soin de vous par d'autres moyens. Prenez un livre, lisez, faites de l'exercice, passez plus de temps avec vos amis et vivez aussi sainement que possible. Cela fait partie du processus pour devenir la version la plus forte de vous-même.

Chapitre 6 : Comment faire de l'exercice en toute sécurité pendant le jeûne intermittent ?

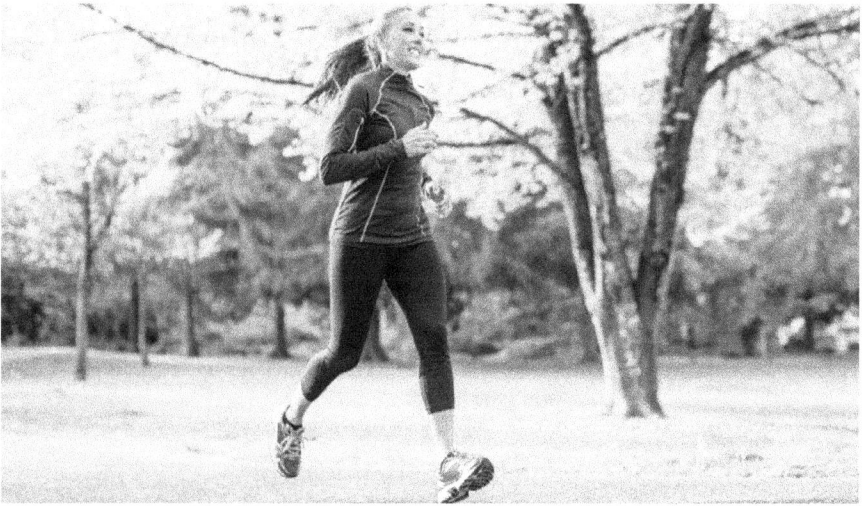

6.1 Avantages et risques de l'exercice physique pendant un jeûne

Que vous soyez novice en matière de jeûne intermittent ou que vous jeûniez pour une raison quelconque et que vous souhaitiez continuer à faire de l'exercice, il y a quelques avantages et inconvénients à prendre en compte lorsque vous décidez de faire de l'exercice pendant le jeûne.

Selon certaines études, l'exercice à jeun modifie la biochimie et le métabolisme des muscles, qui sont liés à la sensibilité à l'insuline et au contrôle de la glycémie.

Il a souvent été démontré que manger et faire de l'exercice juste après, jusqu'à la digestion ou l'absorption, est bénéfique. Cela est particulièrement important pour les personnes atteintes de diabète de type 2 ou souffrant du syndrome métabolique.

Selon Chelsea Amengual, l'un des avantages du jeûne est que les glucides accumulés, identifiés comme du glycogène, sont plus définitivement épuisés, ce qui signifie que vous brûlerez plus de graisses pour alimenter votre exercice.

La perspective de brûler plus de graisses vous semble-t-elle attrayante ? Il y a un inconvénient à la tendance du cardio à jeun dont vous devez être conscient avant de vous lancer.

Il est probable que si vous vous entraînez à jeun, le corps peut commencer à décomposer les muscles et à utiliser les protéines comme nourriture, selon Amengual. "De plus, vous êtes plus susceptible de vous heurter à un mur", poursuit-elle, "ce qui fait que vous aurez moins d'endurance et ne pourrez pas vous entraîner autant ou faire aussi bien."

L'JI et l'exercice à long terme ne conviennent pas. "Le corps se prive de calories et d'énergie, ce qui peut entraîner un ralentissement du métabolisme", poursuit-elle.

Faut-il faire de l'exercice pendant le jeûne ?

- Vous serez en mesure de brûler plus de graisses.

- Si vous jeûnez pendant une période prolongée, votre métabolisme peut ralentir.
- Il se peut que vous ne soyez pas en mesure de fournir le meilleur effort possible pendant les séances d'entraînement.
- Vous pouvez perdre de la masse musculaire ou simplement être capable de la conserver plutôt que de la développer.

6.2 Faire une bonne séance d'entraînement pendant le jeûne

Si vous choisissez de poursuivre le jeûne intermittent tout en continuant à faire de l'exercice, vous pouvez prendre quelques mesures pour que votre entraînement soit plus fructueux.

- **Tenir compte de la cadence**

Lorsqu'il s'agit de réussir une séance d'entraînement lors d'un jeûne, il y a trois choses à prendre en compte : si vous pouvez faire de l'exercice avant, après ou après la fenêtre de ravitaillement.

Le protocole 16:8 est une forme courante de JI. L'idée est de tout manger pendant une période d'alimentation de 8 heures avant de jeûner pendant 16 heures.

"Faire de l'exercice avant la fenêtre est préférable pour quelqu'un qui réussit bien pendant une séance d'entraînement sur un estomac vide, et faire de l'exercice pendant la fenêtre est bon pour quelqu'un qui ne veut pas faire de l'exercice sur un estomac vide mais qui doit profiter de la nutrition post-entraînement", dit-il. Pendant est le choix le plus sûr pour réussir et se régénérer, selon M. Shuff. Il poursuit : "L'après-fenêtre est destiné à ceux qui veulent s'entraîner après le ravitaillement mais qui n'ont pas le temps de le faire pendant la fenêtre d'alimentation."

- **Décidez du type d'exercice que vous pouvez effectuer en fonction de vos macros**

Selon Lynda Lippin, entraîneur de fitness agréé, il est essentiel de prêter attention aux macronutriments que vous consommez la veille et après votre séance d'entraînement.

Les exercices de force, par exemple, nécessitent davantage de glucides le jour de l'exercice, tandis que les entraînements cardio/à intervalles de haute intensité peuvent être effectués le jour où il y a moins de glucides, décrit-elle.

- **Pour développer ou maintenir la force, mangez les bons aliments pendant l'exercice.**

Selon le Dr Niket Son pal, le moyen le plus simple de combiner JI et fitness est de programmer vos exercices pendant vos cycles alimentaires afin que vos niveaux de nutrition soient au plus haut.

"Il est également essentiel pour le corps d'avoir des protéines après un exercice de levage aussi lourd pour aider à la régénération", poursuit-il.

Amengual recommande de manger des glucides et environ 20 g de protéines dans les trente minutes qui suivent l'entraînement après un exercice de force.

6.3 Comment faire de l'exercice confortablement pendant le jeûne ?

L'efficacité de tout programme de réduction de poids ou de remise en forme est déterminée par la sécurité de son maintien dans le temps. Restez dans la zone de sécurité si votre objectif global est de perdre de la graisse corporelle et de préserver votre niveau de santé lors de l'JI. Voici quelques suggestions de professionnels pour vous aider à le faire.

- **Suivez de près l'exercice de faible à haute intensité avec un repas.**

C'est à ce moment-là que la valeur de la préparation des repas entre en action. Il est crucial, selon Khorana, de manger avant un exercice de faible ou de forte intensité. Ainsi, le corps peut avoir des réserves de glycogène dans lesquelles puiser pour alimenter votre exercice.

- **Restez hydraté**

Il est important de noter que le jeûne n'implique pas la déshydratation, selon Sonpal. En réalité, il conseille de boire plus d'eau pendant le jeûne.

- **Maintenir un équilibre électrolytique sain**

L'eau de coco, selon Sonpal, est une source d'hydratation saine et peu calorique. Il affirme qu'elle reconstitue les électrolytes, a bon goût et est faible en calories. Arrêtez de consommer trop de Gatorade ou de boissons pour sportifs, car ils sont riches en sucre.

- **Maintenir un niveau d'intensité et de durée faible**

Reposez-vous si vous vous sentez étourdi ou si vous avez des vertiges après avoir fait de gros efforts. Il est important de faire attention à son corps.

Pensez au type de jeûne que vous allez faire.

Si vous faites un jeûne sporadique de 24 heures, Lippin recommande de faire des exercices de faible intensité comme :

1. Jogging
2. Yoga pour la relaxation
3. Le Pilates est un entraînement en douceur

Cependant, étant donné que la majeure partie de la fenêtre de jeûne de 16 heures est passée le soir, à dormir, et tôt le matin si vous faites le jeûne 16:8, le respect d'une certaine forme d'entraînement n'est pas aussi essentiel.

6.4 Faire attention au corps

Lorsque vous faites de l'exercice pendant un jeûne intermittent, la chose essentielle à retenir est d'écouter votre corps.

"Si vous avez tendance à vous sentir fatigué ou étourdi, il est probable que vous ayez un faible taux de sucre dans le sang ou que vous soyez déshydraté", explique Mme Amengual. Si c'est le cas, elle recommande de commencer par prendre une boisson glucidique et électrolytique, puis de manger un repas équilibré. Bien que l'exercice et le jeûne puissent être bénéfiques à certaines personnes, d'autres peuvent se sentir mal à l'aise de faire de l'exercice tout en jeûnant.

Avant de commencer un régime ou un programme de remise en forme, consultez votre médecin ou un professionnel de la santé.

6.5 Est-il possible de perdre du poids plus rapidement si vous faites de l'exercice l'estomac vide ?

Vous a-t-on déjà conseillé de faire du sport l'estomac vide ? Le cardio à jeun, ou cardio pratiqué avant ou après le repas, est un sujet courant dans la communauté de la santé et des régimes.

Il y a des partisans et des détracteurs, comme pour de nombreux phénomènes de bien-être.

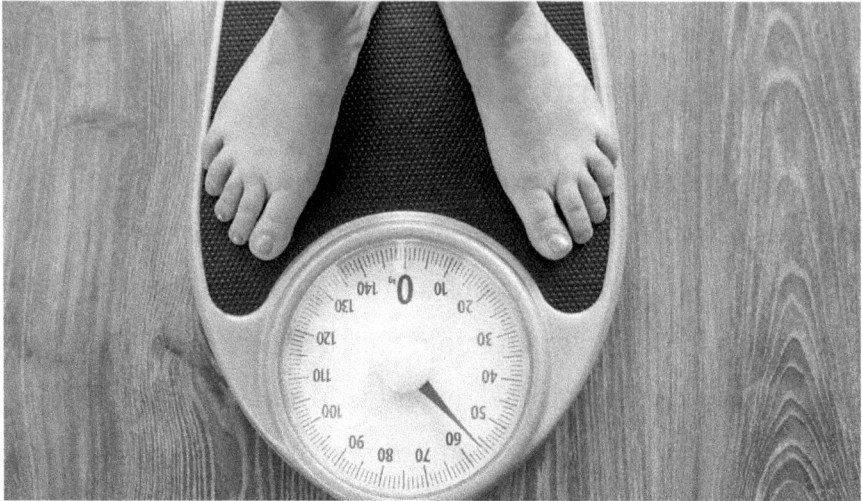

Certains n'y voient qu'un moyen rapide et facile de perdre du poids, tandis que d'autres pensent que c'est une perte de temps et d'efforts.

Le cardio à jeun n'indique pas souvent que vous suivez un programme de jeûne intermittent. Il peut s'agir d'une simple course à pied à la première heure du matin, suivie d'un petit-déjeuner.

Trois experts en santé et en diététique se sont penchés sur les avantages et les pièges du cardio à jeun. Voici ce qu'ils ont à suggérer à ce sujet.

- **Je tente le coup :** Vous pourriez être en mesure de brûler plus de graisse si vous faites du cardio à jeun.

Dans les milieux de la perte de poids et de l'exercice, l'utilisation du tapis roulant ou du vélo droit pour une séance d'entraînement avant de manger est populaire. La perspective de perdre plus de graisse est souvent la principale motivation. Mais comment cela fonctionne-t-il dans la pratique ?

Emmie Satrazemis, une nutritionniste sportive agréée par le conseil d'administration, déclare : "Le fait de ne pas avoir de calories supplémentaires ou de nourriture à portée de main provenant d'un repas récent ou d'une collation de pré-entraînement pousse le corps à se concentrer sur le carburant stocké, qui a tendance à être le glycogène et la graisse stockée."

Selon une source réputée, faire de l'exercice le matin après avoir jeûné pendant 8 à 12 heures pendant le sommeil vous aidera à brûler jusqu'à 20 % de graisses en plus. Cependant, certaines études indiquent qu'il a peu d'effet sur la perte totale de graisse.

- **Sautez-la :** Si vous cherchez à gagner de la masse musculaire, il est nécessaire de consommer avant un exercice cardio.

Il convient toutefois de faire une distinction entre la prise de masse musculaire et le maintien de la masse musculaire.

"Tant que vous consommez suffisamment de protéines et que vous utilisez vos muscles, cela montre que la masse musculaire est très bien maintenue, même en cas de déficit calorique", explique Satrazemis.

En effet, les acides aminés ne sont pas aussi idéaux que les glucides et les graisses stockés pendant que votre corps cherche de la nourriture. Satrazemis, quant à lui, affirme que l'apport d'énergie instantané est minimal et qu'un exercice trop intense et trop long pendant le jeûne peut vous faire manquer d'énergie ou commencer à dégrader davantage de muscles.

Elle affirme également que le fait de manger après une séance d'entraînement vous aide à régénérer ces réserves et à guérir les dommages musculaires survenus pendant votre séance.

- **Je tente le coup :** Vous aimez la façon dont le cardio à jeun aide votre corps.

Cette explication peut sembler évidente, mais il n'est pas rare de se demander pourquoi nous faisons certaines choses, même si elles vous rendent heureux. Par conséquent, Mme Satrazemis estime que le choix de pratiquer le cardio à jeun est un choix personnel. "Certaines personnes aiment faire de l'exercice à jeun, tandis que d'autres sont plus performantes lorsqu'elles mangent", explique-t-elle.

- Ne **le faites pas :** Les activités qui demandent beaucoup de force et de rythme peuvent être pratiquées avec de la nourriture dans l'estomac.

Selon David Chesworth, un entraîneur de fitness agréé par l'ACSM, si vous avez l'intention de faire un exercice qui demande beaucoup de force ou de rythme, vous pouvez manger avant de faire certains exercices.

Il explique pourquoi le glucose est le meilleur carburant pour les opérations de force et de rythme puisqu'il s'agit du type d'énergie le plus rapide. "La physiologie ne fournit généralement pas les outils optimaux pour cette forme d'entraînement à jeun", ajoute Chesworth. Par conséquent, si vous voulez devenir rapide et fort, il recommande de s'entraîner après avoir mangé.

- **Tentez le coup :** Si vous avez des problèmes gastro-intestinaux, le cardio à jeun peut être bénéfique.

Si vous mangez un repas ou même une collation avant d'effectuer l'exercice, vous risquez d'avoir des nausées tout au long de votre entraînement. "C'est particulièrement valable le matin, ainsi qu'avec des aliments riches en fibres et en graisses", précise M. Satrazemis.

Si vous ne pouvez pas vous permettre un repas plus copieux ou si vous n'avez pas au moins deux jours pour le préparer, il est préférable de manger n'importe quoi avec un apport énergétique simple ou de faire de l'exercice à jeun.

- **Ne le faites pas :** Vous avez un problème médical.

Vous devez être en excellente forme pour faire du cardio à jeun. N'oubliez pas non plus les problèmes de santé tels que l'hypotension ou l'hypoglycémie, qui peuvent provoquer des vertiges et vous exposer à des risques de blessures, selon Mme Satrazemis.

6.6 Conseils pour effectuer du cardio à jeun

Si vous souhaitez essayer le cardio à jeun, gardez à l'esprit les directives suivantes pour assurer votre sécurité :

- Ne faites pas d'exercice pendant plus de 60 minutes sans consommer.
- Choisissez des exercices d'intensité légère à faible.
- L'eau potable fait partie du cardio à jeun, alors restez hydraté.
- N'oubliez pas que votre mode de vie global, en particulier votre alimentation, a un impact plus important sur votre perte ou votre gain de poids que la fréquence de vos séances d'entraînement.
- Soyez attentif à votre santé et faites ce qui vous semble bon. Si vous n'êtes pas sûr de pouvoir faire du cardio à jeun, demandez conseil à un nutritionniste, un entraîneur personnel ou un médecin agréé.

6.7 Les types de JI qui conviennent le mieux aux femmes

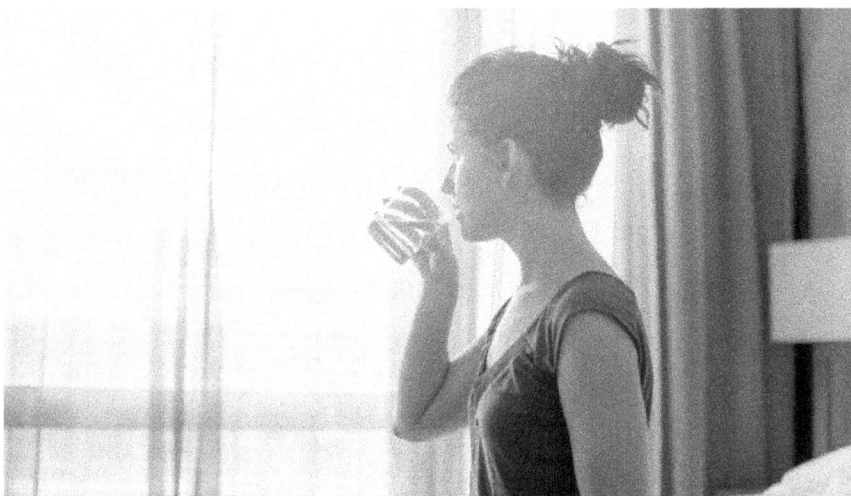

Il n'existe pas de solution unique en matière de régime. Ceci est également valable pour le jeûne prolongé.

Les femmes peuvent, en moyenne, adopter une approche plus calme du jeûne que les hommes.

Des temps de jeûne plus courts, moins de jours de jeûne et une consommation limitée de calories les jours de jeûne sont également des choix possibles.

Voici quelques-unes des meilleures options de jeûne intermittent pour les femmes :

- **Méthode Crescendo**

12-16 heures Jeûne deux fois par semaine pendant 2 à 3 jours. Les jours de jeûne ne doivent pas être simultanés et doivent être répartis uniformément sur la semaine (lundi, mercredi et vendredi).

- **Le protocole "manger-arrêter-manger" (également connu sous le nom de "protocole 24 heures")**

Une ou deux fois par semaine, faites un jeûne complet de 24 heures (maximum de 2 fois par semaine pour les femmes). Commencez par des jeûnes de 14 à 16 heures et augmentez progressivement.

- **Régime 5:2 (également connu sous le nom de "régime rapide")**

Deux jours par semaine, limitez les calories à 25 % de votre alimentation habituelle (environ 500 calories) et mangez régulièrement les cinq autres jours. Les jours de jeûne peuvent être séparés d'un jour.

- **Mise à jour du jeûne alterné**

Les jours alternés, vous jeûnez mais vous consommez régulièrement les jours non jeûnés. Un jour de jeûne, vous devez manger 20 à 25 % de votre apport calorique normal (environ 500 calories).

- **La méthode 16/8 (également connue sous le nom d'"approche des gains maigres")**

Cela implique de jeûner seize heures par jour et de consommer toutes les calories dans les huit heures. Les femmes peuvent commencer par un jeûne de 14 heures et aller jusqu'à 16 heures.

Il est également nécessaire de bien manger pendant les heures de non-jeûne, quelle que soit l'option choisie. Vous ne bénéficierez pas de la même réduction de poids et des mêmes effets sur la santé si vous consommez beaucoup de produits gras et caloriques pendant les heures de non-jeûne.

En fin de compte, la bonne approche est quelque chose que vous pouvez gérer et maintenir au fil du temps sans provoquer d'effets néfastes sur la santé.

Conclusion

Le jeûne intermittent est une forme d'alimentation qui alterne les périodes de jeûne et de repas. Il ne vous indique pas les aliments à consommer, mais plutôt les moments où vous pouvez les manger.

En ce sens, il se définit plus volontiers comme un style d'alimentation que comme un régime au sens commun. Le jeûne régulier pendant 24 heures ou le jeûne de 16 heures deux fois par semaine sont deux pratiques populaires du jeûne intermittent.

Le jeûne intermittent est l'un des phénomènes de santé et de bien-être les plus influents du monde actuel. Les gens l'utilisent pour perdre du poids, renforcer leur bien-être et faciliter leur vie. Les avantages du jeûne intermittent pour la santé sont dus à l'amélioration des niveaux d'hormones, de la structure cellulaire et de l'expression génétique.

Les niveaux d'hormone de croissance humaine augmentent tandis que les niveaux d'insuline diminuent lorsque vous jeûnez. Les cellules du corps modifient également l'expression des gènes et activent des processus de réparation cellulaire essentiels. Le jeûne intermittent aide à naviguer sur les montagnes russes de la ménopause. Si vous ressentez de l'épuisement, une tolérance à l'insuline ou une prise de poids comme conséquence de la ménopause, vous pourriez vouloir tenter votre chance.

Le jeûne intermittent fonctionne sur tous les plans du calcul des calories. Il augmente le taux métabolique (calories dépensées), ce qui diminue la quantité de nourriture que vous consommez (réduit les calories).

Au cours des dernières décennies, le diabète de type 2 est devenu extrêmement répandu. L'élévation du taux de sucre dans le sang dans le sens d'une résistance à l'insuline en est la caractéristique la plus marquante.

Un produit qui réduit la tolérance à l'insuline et protège contre le diabète de type 2 peut contribuer à faire baisser la glycémie. On a constaté que le jeûne intermittent avait des effets bénéfiques importants sur la tolérance à l'insuline et entraînait une baisse significative de la glycémie. Lors d'essais sur l'homme, le jeûne intermittent a permis de réduire la glycémie à jeun de 3 à 6 % et l'insuline à jeun de 20 à 31 %.

Le jeûne intermittent présente plusieurs avantages pour la santé du corps et de l'esprit. Il vous aidera à perdre du poids tout en réduisant les risques de développer un diabète de type 2, une insuffisance cardiaque ou un cancer. Il peut même vous aider à vivre plus longtemps.

www.ingramcontent.com/pod-product-compliance
Lightning Source LLC
Chambersburg PA
CBHW050735030426
42336CB00012B/1580